Narjes ABID
Sabrine BERRAZGA

Tuberculose pleural: aspectos epidemiológicos, clínicos e evolutivos

Narjes ABID
Sabrine BERRAZGA

Tuberculose pleural: aspectos epidemiológicos, clínicos e evolutivos

ScienciaScripts

Cover image: www.ingimage.com

This book is a translation from the original published under ISBN 978-620-6-72317-2.

Publisher:
Sciencia Scripts
is a trademark of
Dodo Books Indian Ocean Ltd. and OmniScriptum S.R.L publishing group

120 High Road, East Finchley, London, N2 9ED, United Kingdom
Str. Armeneasca 28/1, office 1, Chisinau MD-2012, Republic of Moldova, Europe
Managing Directors: Ieva Konstantinova, Victoria Ursu
info@omniscriptum.com

Printed at: see last page
ISBN: 978-620-8-52968-0

ÍNDICE DE CONTEÚDOS

LISTA DE ABREVIATURAS

TB: tuberculose

VIH: vírus da imunodeficiência humana **OMS:** Organização Mundial de Saúde **TEPTB**:

tuberculose extra-pulmonar

LP: Líquido pleural

BCG: Bacillus Calmette e Guérin

IDR: Reação Intradérmica

CBC: hemograma

R: Rifampicina

H: Isoniazida

Z: Pirazinamida

E: Etambutol

HTA: Hipertensão

TC: tomografia computorizada

BAAR: bacilos álcool-ácido resistentes

BP: Biópsia pleural

PNLT: Programa Nacional de Controlo da Tuberculose

BTS: Sociedade torácica britânica

IFN: Interferão gama

ADA 2: isoenzima 2 da adenosina desaminase

ADA: Adenosina desaminase total

PCR: reação em cadeia da polimerase

IGRA: de libertação de interferão-gama

LDH: lactato desidrogenase

IL-6: interleucina 6
IL-1α: interleucina 1 alfa

TNFα: fator de necrose tumoral alfa

TOD: tratamento diretamente observado

MDR-TB: tuberculose multi-resistente

EFR: exploração respiratória funcional

ADF: associação fixa de medicamentos

INTRODUÇÃO

A tuberculose (TB) continua a representar um importante problema de saúde pública, tanto a nível nacional como internacional, devido à sua elevada incidência e à elevada morbilidade e mortalidade que provoca. É a 13.ª principal causa de morte por todas as causas e a segunda doença infecciosa mais comum no mundo, depois da COVID-19 e antes da SIDA [1].

O envolvimento pulmonar continua a ser, de longe, a forma mais comum de tuberculose. No entanto, verifica-se atualmente um ressurgimento do envolvimento extra-pulmonar, particularmente em regiões a infeção vírus da imunodeficiência humana (VIH) se tornou mais comum [2].

Em 2020, a Organização Mundial de Saúde (OMS) registou 5,8 milhões de novos casos de tuberculose, 18% dos quais extra-pulmonares [1].

A Tunísia, um país com endemicidade intermédia de TB, também registou um aumento do número de novos casos de TB extrapulmonar (EPTB) de 727 em 2000 para 2052 em 2017 [3]. Em 2017, a TB extrapulmonar representou 62% de todas as formas de tuberculose [4]

A TB pleural é uma das doenças extra-pulmonares mais comuns em adultos. Em 2018, a TB pleural foi responsável por 52% de todas as localizações extra-pulmonares [5]. No entanto, esta forma de tuberculose é pouco estudada literatura. O seu diagnóstico é muitas vezes difícil devido à sua natureza pauci-bacilar e à necessidade, por vezes, de procedimentos invasivos para amostras de biópsia. [6]

No contexto atual, em que a incidência de TB pleural está a aumentar no nosso país, parece essencial o conhecimento das suas diferentes apresentações radio-clínicas, bem como das suas diferentes modalidades diagnósticas e terapêuticas.

Realizámos um estudo retrospetivo de 50 casos de TB pleural recolhidos no Serviço de Pneumologia do CHU Mohamed Taher Maamouri Nabeul durante um período de 4 anos, de janeiro de 2015 a dezembro de 2019.

Os objectivos do nosso trabalho foram descrever o perfil epidemiológico da TB pleural em Cap Bon, identificar as suas caraterísticas clínicas e especificar os seus métodos terapêuticos e evolutivos.

MÉTODOS

1. Tipo e duração do estudo :

Realizámos um estudo descritivo retrospetivo de 50 doentes com TB pleural que foram diagnosticados e seguidos no Serviço de Pneumologia do CHU Mohamed Taher Maamouri Nabeul durante um período de 4 anos, de janeiro de 2015 a dezembro de 2019.

2. Critérios de inclusão :

Foram incluídos no estudo os doentes que apresentavam pleurisia tuberculosa, isolada ou associada a envolvimento parenquimatoso, confirmada por estudo anatomopatológico (demonstração de granulomas tuberculóides associados ou não a necrose caseosa) e/ou estudo bacteriológico (demonstração de BAAR no exame direto e/ou mycobacterium tuberculosis na cultura do líquido pleural (LP)) ou por biologia molecular.

3. Critérios de não-inclusão :

Doentes com pleurisia associada a tuberculose pulmonar cujo estatuto de tuberculose não tenha sido confirmado por estudo bacteriológico da LP e/ou estudo anatomopatológico da pleura.

Doentes com menos de 15 anos de idade (este etário não está coberto)
no nosso departamento).

4. Recolha de dados :

Os dados foram recolhidos dos registos médicos dos doentes. Estes dados foram transmitidos numa ficha de análise que continha as seguintes rubricas

1) Dados sócio-demográficos: apelido, nome próprio, idade, sexo, origem, profissão, nível de educação, estatuto socioeconómico.

2) Antecedentes pessoais e familiares, bem como hábitos de vida (tabagismo, consumo de álcool e outras dependências, tempo passado na prisão).

3) Estado da vacinação com Bacillus Calmette-Guérin (BCG).

4) Dados clínicos: tempo até à consulta (tempo entre o início dos sinais clínicos e a consulta), sinais funcionais e gerais, sinais físicos.

5) O resultado da prova cutânea da tuberculina (TST). A prova tuberculínica é considerada positiva se o diâmetro do endurecimento no local da injeção da tuberculina, após 48-72 horas, for superior a 10 mm.

6) Os resultados dos exames para-clínicos: biológicos, radiológicos, bacteriológicos e anatomopatológicos.

-Caraterísticas da LP :

❖ Resultado do estudo bioquímico que especifica o nível de proteínas na PL. A pleurisia exsudativa é definida por um nível de proteínas na PL superior a 35g/l ou entre 25 e 35g/l associado a um dos seguintes critérios: critérios de Light [7].

- >Proteínas da LP divididas pelas proteínas do soro 0,5
- >LDH LP dividida pela LDH sérica 0,6
- Níveis pleurais de LDH superiores a 200 UI/ml.

❖ Resultados do estudo citológico: celularidade e contagem de células. A predominância de linfócitos é definida como uma contagem de linfócitos/células brancas na LP > 50%.

❖ Resultados do exame bacteriológico (exame direto - estudo PCR de biologia molecular - cultura).

7) A técnica de biopsia utilizada: toracoscopia cirúrgica ou biopsia pleural percutânea com agulha de Abrams (figura 1) [8].

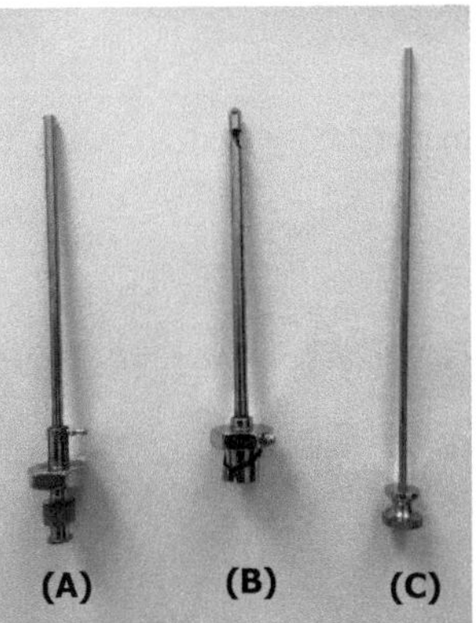

Figura 1: de Abrams constituída por três componentes: Um trocarte com uma abertura lateral **(B)** Um tubo oco que desliza para dentro do trocarte **(A)**
Um mandril **(C)**

8) Resultados da avaliação antes da terapia :

- Testes de função hepática e renal, hemograma, uricemia

-Exame oftalmológico -Serologia do VIH

9) Regime de tratamento :

Regime de tratamento: combinação fixa de medicamentos (FDC) ou tratamento dissociado. O tratamento FDC é quando os principais medicamentos anti-tuberculose são combinados numa única cápsula **(Quadro I, II).**

Quadro I [4]: Medicamentos antibacilares e respectivas dosagens

Medicamentos	Apresentação/dosagem	Dosagem/dose máxima
Rifampicina (R)	Cápsula de 300 mg 2% de xarope	10mg/kg/d (máximo 600mg/d)
Isoniazida (H)	Comprimidos (100mg-300mg)	3-5mg/kg/d (máximo 300mg/d)
Pirazinamida (Z)	Comprimidos (500mg)	30mg/kg/d (máximo 2000-2500mg/d)
Etambutol (E)	Comprimidos (400mg)	20mg/kg/d (máximo 1600-2000mg/d)

Quadro II [4]: Medicamentos anti-tuberculose de primeira linha (ADF) e respectivos dosagem de acordo com o peso adultos

ADF/Peso	**20-24 kg**	**25-29 kg**	**30-39 kg**	**40-55 kg**	**55-70 kg**	**>70kg**
HRZE 75mg+150mg+400mg +275mg)	1,5	2	2	3	4	4
HR (75mg+150mg)	1,5	2	2	3	4	4

ADF: associação fixa de medicamentos

-Duração do tratamento

- Tratamentos não medicamentosos: punção pleural, fisioterapia pleural, drenagem torácica

-Cumprimento terapêutico

Efeitos secundários do tratamento anti-tuberculose

10) Progressão :

A cura é definida como a ausência de qualquer sinal progressão clínica e/ou laboratorial. radiologia no final do tratamento anti-tuberculose [4].

As sequelas pleurais são definidas como um espessamento pleural superior a 10 mm na radiografia de fim de tratamento no mesmo lado do derrame pleural inicial.

5. Análise estatística :

Para análise estatística, os dados foram introduzidos e analisados utilizando o seguinte software

SPSS versão 21.

5.1. Estudo descritivo :

Para as variáveis qualitativas, foram calculadas frequências simples e frequências relativas (expressas em percentagem).

calculadas médias para as variáveis quantitativas.

5.2. Estudo analítico :

Os valores qualitativos foram comparados utilizando o teste do qui-quadrado de Pearson e o teste exato de Fisher. =<Utilizámos um valor de p de 0,05 como limiar de significância para todo o nosso estudo estatístico.

6. Pesquisa bibliográfica :

As seguintes palavras-chave foram utilizadas na pesquisa bibliográfica: Tuberculose pleural, epidemiologia, tratamento, evolução.

Os motores de busca utilizados foram : Pubmed - Google scholar - Science direct e Researchgate.

7. Considerações éticas e conflito de interesses :

foi solicitado consentimento, dada a natureza retrospetiva do nosso estudo. Não temos conflitos de interesses a declarar relativamente a este estudo.

RESULTADOS

1. Caraterísticas gerais da população do estudo

1.1. Frequência :

Cinquenta casos de TB pleural foram registrados durante o período do estudo, de janeiro de 2015 a dezembro de 2019, atendendo aos nossos de inclusão e não inclusão.

A tuberculose pleural foi responsável por 9,5% de todos os casos de tuberculose notificados durante o período.

na região CAP BON **(figura 2)**.

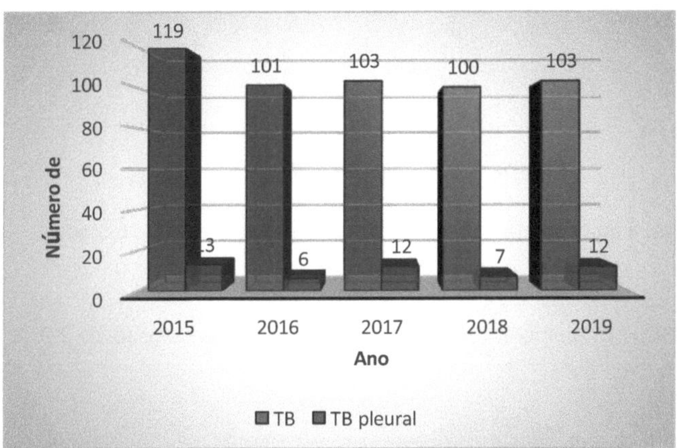

Figura 2: Frequência da tuberculose pleural no Cap Bon durante o período de 2015 a 2019

1.2. Idade :

A idade dos doentes variou entre os 16 e os 89 anos, com uma média de 40,4 anos, uma mediana de 37 anos e um desvio padrão de 18,8 anos. Mais de metade dos doentes (62%) eram jovens adultos com idades compreendidas entre os 20 e os 50 anos **(Figura 3)**.

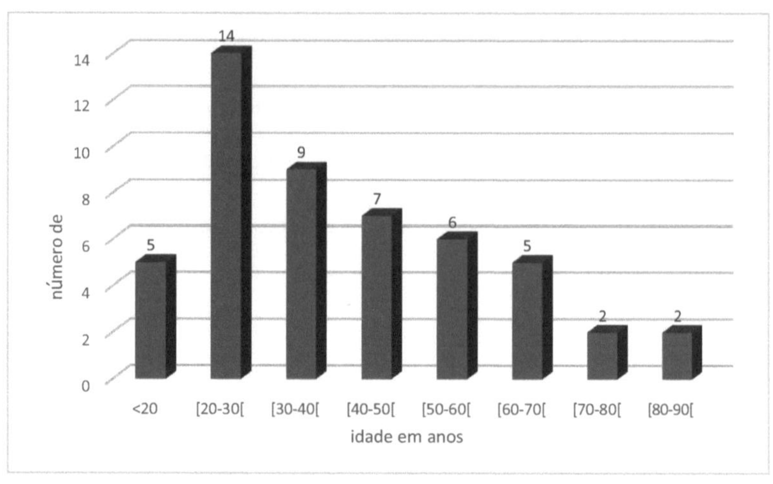

Figura 3: etária dos doentes

Para os homens, a idade média 42 anos. Para as mulheres, era de 36,5 anos.

1.3. Género :

Havia 35 homens (70%) e 15 mulheres (30%). A proporção entre os sexos foi de 2,3 **(Figura 4)**.

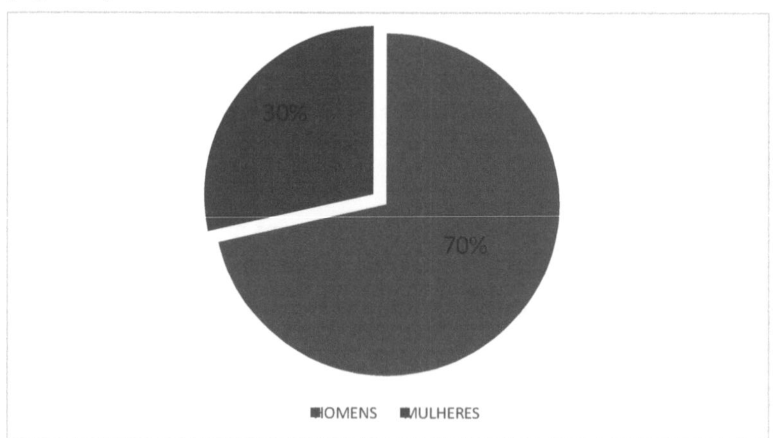

Figura 4: Repartição da população por género

1.4. Origem geográfica :

Todos os nossos doentes viviam na Tunísia e provinham da região CAP BON, com a delegação de Nabeul no topo da lista **(Figura 5)**.

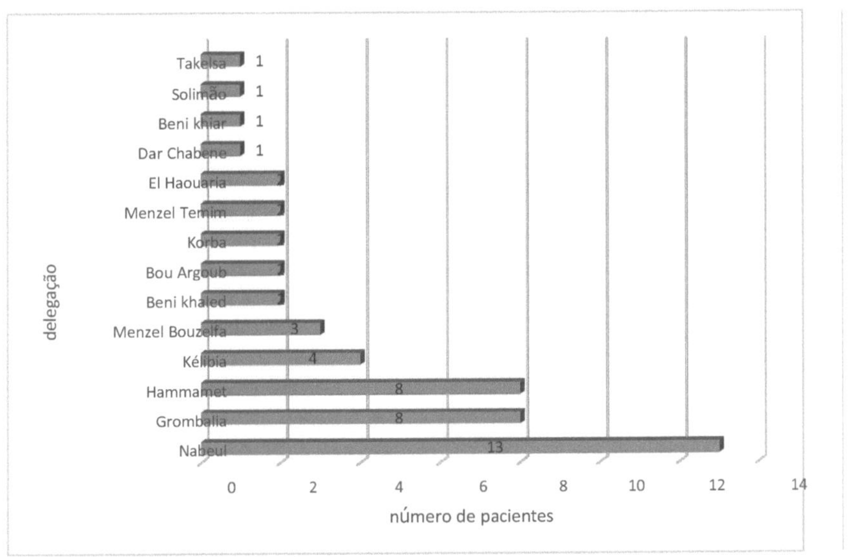

Figura 5: Repartição dos doentes origem geográfica

Trinta e oito dos nossos doentes (76%) viviam em zonas urbanas e 12 (24%) em zonas rurais.

1.5. Condições socioeconómicas

A profissão foi mencionada nos registos médicos em 44 casos. Doze doentes estavam desempregados: 6 donas de casa, 2 reformados e 4 desempregados. A maioria dos restantes 32 doentes eram operários (50%) (**Figura 6**).

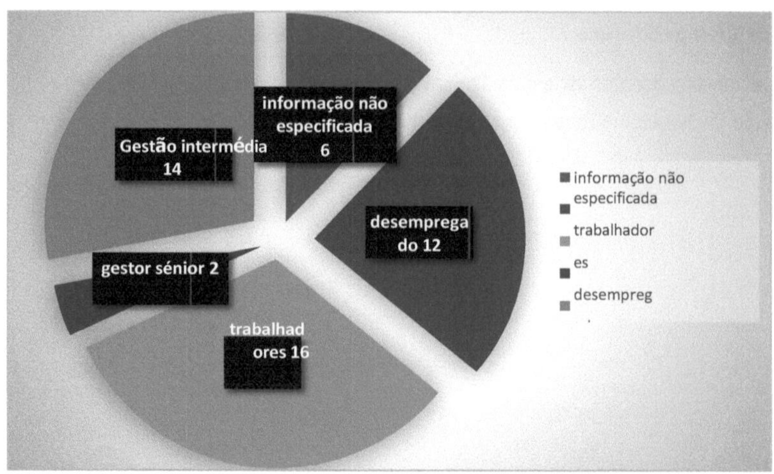

Figura 6: Repartição da população por profissão

O nível de escolaridade foi especificado em 14 dossiers: 11 doentes tinham o ensino secundário, 2 tinham o ensino primário e apenas um tinha adquirido um diploma do ensino superior.

O nível socioeconómico é médio em 84% dos casos (n=44). Um bom nível socioeconómico foi observado em 4 casos. O nível socioeconómico era mau em 2 casos.

Quatro dos nossos doentes tinham antecedentes de encarceramento, com uma idade média de 35,7 anos.

1.6. Historial médico :

1.6.1. História pessoal :

Apenas um doente tinha antecedentes de tuberculose pulmonar, que foi tratada e declarada curada em 1980. Não foram registados casos de tuberculose resistente.

A infeção por tuberculose na família foi detectada em 8% dos casos.

Em 11 doentes (22%), foi associada uma patologia à TB, principalmente a hipertensão arterial (HA) em 7 doentes, seguida da diabetes em 3 doentes e da insuficiência renal crónica em 3 doentes, 2 dos quais em fase de hemodiálise. **(figura 7)**.

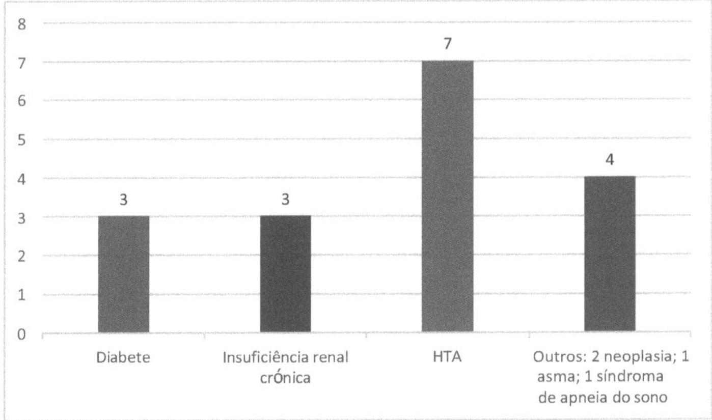

Figura 7: Distribuição dos doentes de acordo com os defeitos associados

Além disso, nenhum dos nossos doentes estava a fazer tratamento com corticosteróides ou terapia imunossupressora.

1.6.2. História familiar :

Registámos uma história familiar de TB pulmonar em apenas um ficheiro. Tratava-se de um familiar de primeiro grau que tinha sido tratado e curado de tuberculose pulmonar.

1.7. Vacinação BCG

Todos os doentes foram vacinados com BCG

1.8. Hábitos

1.7.1 Fumar

Vinte e seis doentes (52%) eram fumadores, com um consumo médio estimado de 19 maços por ano.

Vinte e um doentes eram fumadores de cigarros e 5 eram utilizadores de narguilé.

1.7.2 Alcoolismo e outros hábitos tóxicos

Oito homens eram consumidores crónicos de álcool (16%) e quatro outros eram crónicos (16%).

eram fumadores de cannabis, 3 dos quais tinham antecedentes de encarceramento.

2. Diagnóstico positivo

2.1. Prazo de consulta

O tempo médio entre o início dos sinais clínicos e a consulta foi de 28 dias. dias, com extremos que variam de 4 dias a 120 dias **(Figura 8)**.

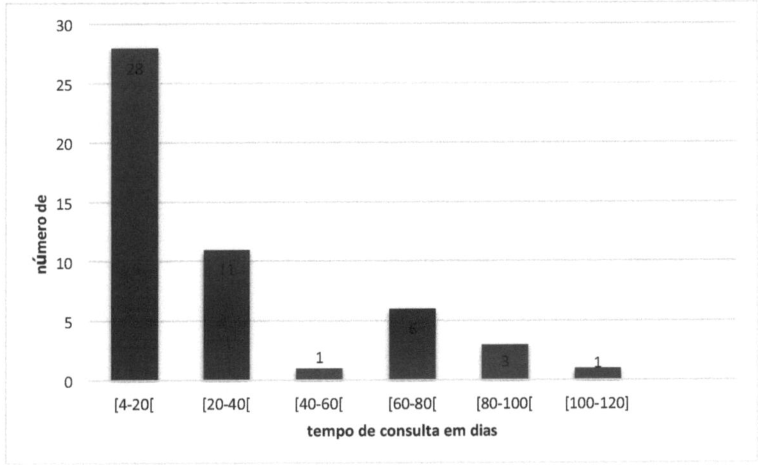

Figura 8: Repartição dos doentes por atraso na consulta

2.2. Sinais clínicos

2.2.1. Sinais respiratórios

Os sinais respiratórios estavam presentes em todos os doentes. A dor torácica foi o principal sintoma referido (80% dos casos). Tratava-se de dor pleural do tipo pontada lateral, agravada pela tosse e por mudanças de posição em 9 casos (22%). A tosse foi referida por 34 doentes. Dezasseis doentes (32%) queixaram-se de dispneia de esforço.

2.2.2. Sinais

Os sinais gerais estavam presentes em 44 casos (88%), dominados pela febre (58% dos casos) e pelos suores noturnos (62% dos casos). tríade de astenia, anorexia e perda de peso estava presente em 31 doentes (62%) **(Quadro III)**.

Quadro III: Distribuição da população de acordo com os sinais clínicos

Sinais clínicos	Número de pacientes	Percentagem
Sinais respiratórios	50	100
Dispneia	16	32
Tosse	34	68
Dor no peito	40	80
Sinais gerais	44	88
Astenia-anorexia-perda de peso	31	62
Febre	29	58
Transpiração	31	62

Exame físico

A febre estava presente na altura da consulta em 36% dos casos (n=18). Na maioria dos casos (92%) observou-se uma síndrome de derrame pleural líquido, com diminuição da transmissão das vibrações vocais à palpação, embotamento do tórax à percussão e diminuição do murmúrio vesicular à auscultação.

2.3. Controlo biológico

todos os casos, registou-se um aumento da PCR superior a 5 mg/l. Os valores variaram entre 9 e 368 mg/l, com um valor médio de 99,5 mg/l.

Foi observada uma hiperleucocitose predominantemente neutrofílica em 7 casos (14%) com um valor médio de 14165 elementos/mm3 e uma anemia hipocrómica microcítica em 3 doentes (6%).

A linfopenia estava presente em 7 doentes (14%) com uma contagem média de linfócitos de 747 células/mm3. Não foram registados testes de função hepática anormais.

2.4. Avaliação radiológica

2.4.1. Radiografia do tórax padrão

As radiografias de tórax revelaram uma opacidade pleural densa e homogénea que obliterava o ângulo costodiafragmático e se estendia para cima, formando uma linha de fronteira axilar com uma borda côncava ascendente e medial em todos os casos **(Figura 9)**.

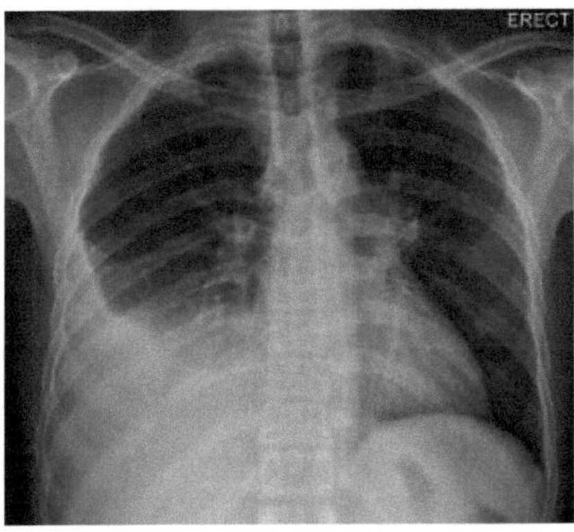

Figura 9: Radiografia frontal do tórax que mostra uma opacidade densa e homogénea que preenche o fundo de saco homolateral e oblitera a cúpula diafragmática, delimitada no topo por uma linha em forma de S itálico que corresponde a um derrame da grande cavidade pleural, provavelmente encistado.

A efusão afectou menos de um terço do campo pulmonar em 26 doentes (52%) e mais de um terço em 24 doentes (48%). Localizava-se à direita em 29 doentes (58%), à esquerda em 20 (40%) e bilateral em 1 caso. Imagens favoráveis a uma tuberculose pulmonar progressiva associada, sob a forma de opacidades pulmonares parahilares escavadas, condensações parenquimatosas e/ou infiltrados nodulares predominando nos ápices, foram observadas em 5 doentes (10%). Em todos os casos, estas imagens encontravam-se no mesmo lado pleurisia **(Figura 10)**.

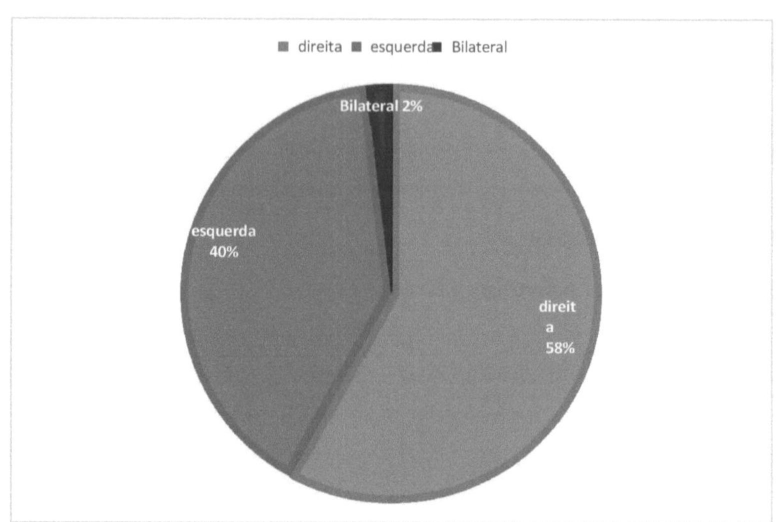

Figura 10: Distribuição dos doentes por localização efusão

2.4.2. Ultrassom torácico

A ecografia torácica foi realizada para guiar a punção pleural ou a biópsia em 42% dos casos (n=21). Foi indicada após a falha de uma punção exploratória inicial em 9 doentes, que mostrou partições a favor encistamento, e imediatamente nos outros doentes com um pequeno derrame pleural (n=12).

2.4.3. Tomografia computorizada (TC) do tórax

A tomografia computorizada do tórax foi efectuada em 11 doentes (22% dos casos). Seis doentes efectuaram este exame no âmbito da sua avaliação hospitalar antes do internamento.

Três doentes efectuaram angio-TC suspeita de embolia pulmonar durante o internamento e dois doentes efectuaram TC torácica por suspeita de empiema pleural.

Os sinais de TC estão resumidos **no Quadro IV** :

Quadro IV: Dados da TC do tórax

	n	**Percentagem**

Derrame de líquido livre	9	81
Derrame dividido	2	18
Adenopatia do mediastino	1	9
Lesões associadas à tuberculose pulmonar: micronódulos subpleurais	1	9
Espessamento pleural difuso regular da pleura costal	1	9

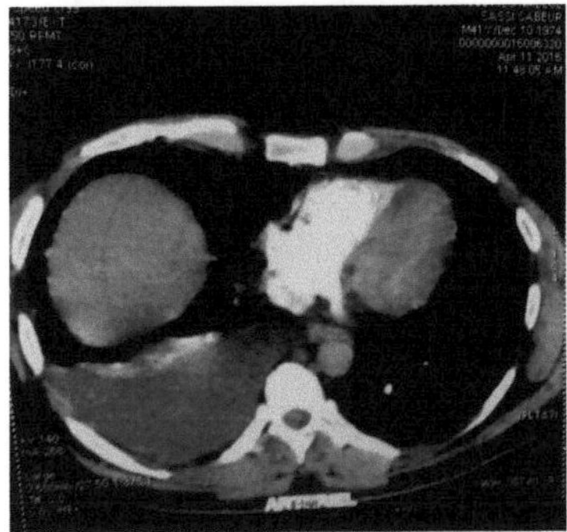

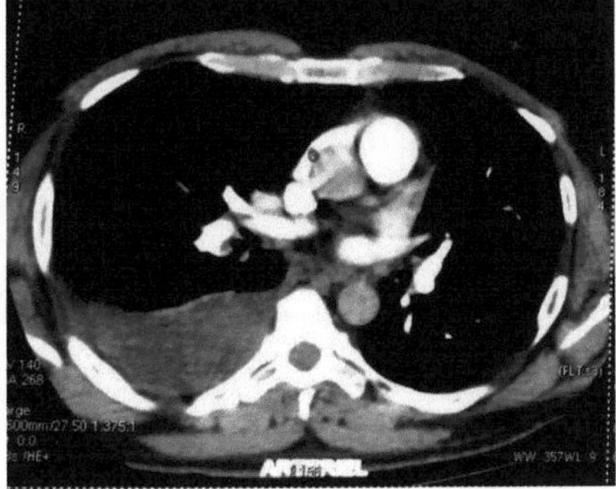

Figura 11: Tomografia computorizada do tórax em corte axial e janela mediastínica mostrando um derrame pleural direito livre na grande cavidade.

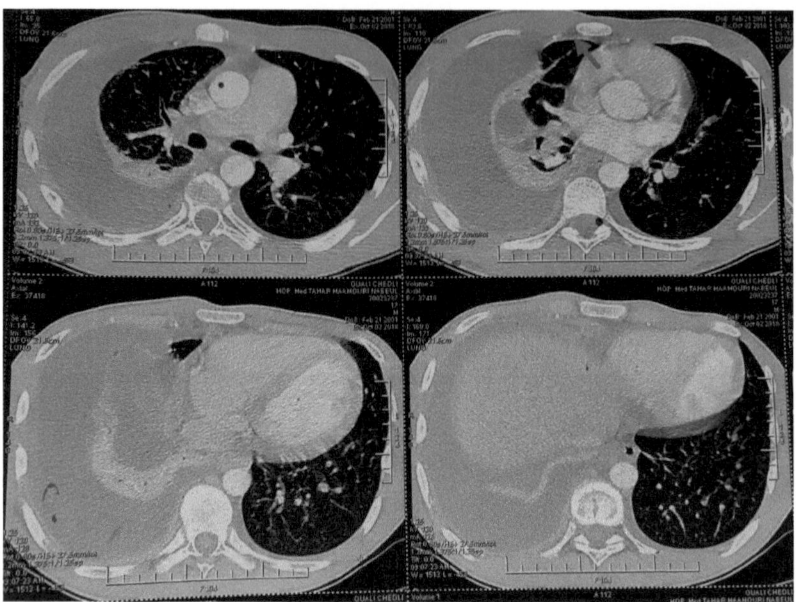

Figura 12: TC de tórax em corte axial e janela de mediastino mostrando um grande derrame pleural direito associado a espessamento pleural direito difuso regular da pleura costal (seta vermelha) e colapso não ventilado dos lobos médio e inferior direitos.

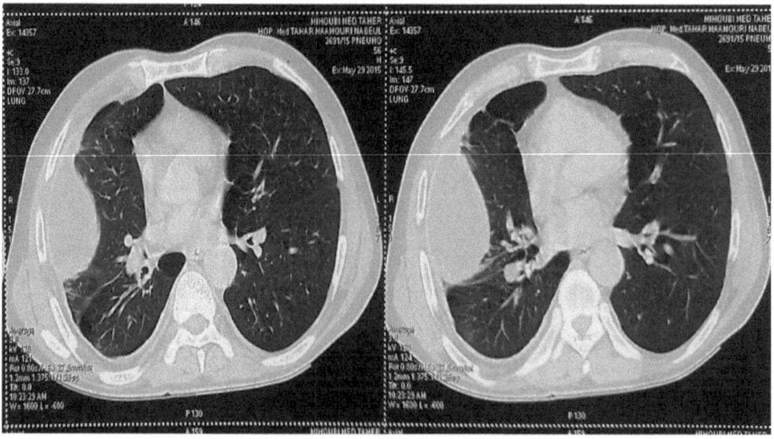

Figura 13: TC de tórax em corte axial e janela de mediastino mostrando um derrame pleural direito encistado em frente lobo médio.

2.5. Reação intradérmica à tuberculina

A prova tuberculínica foi efectuada em 38 doentes (76%). Foi positiva em 36 doentes e negativa em 2.

2.6. Métodos de diagnóstico confirmatórios

2.6.1. Punção pleural

A punção pleural foi efectuada em 49 casos. Um doente não foi submetido a uma punção pleural.

natureza pleural da sua pleurisia.

O aspeto do líquido era amarelo citrino em 88% dos casos (n=44), turvo em 4 casos e hemático em apenas um caso.

A pleurisia era exsudativa em todos os casos. O nível médio de proteína LP foi de 53,4 g/l. Mais de metade dos doentes (64%) apresentava um nível de proteína LP >50g/l.

A média de glóbulos brancos foi de 2469 células/mm3, com predominância de linfócitos em todos os casos.

O exame direto do líquido da punção pleural para deteção de BAARs foi positivo num caso.

2.6.2. Biópsia pleural (BP)

Foi efectuada uma biopsia pleural cega com a agulha ABRAMS em 47 doentes: uma vez em 44 doentes, duas vezes em dois doentes e três vezes num doente. No total, foram efectuadas 51 biópsias, o que permitiu o diagnóstico de tuberculose pleural em 46 casos, com uma taxa de rentabilidade de 90,1%. O número médio de fragmentos de biopsia efectuados foi de 6.

Registaram-se complicações da biopsia pleural às cegas em 6 doentes: 2 casos de pneumotórax iatrogénico que exigiram um período de repouso e oxigenoterapia com máscara de alta concentração a 10-12l/mn e 4 doentes apresentaram mal-estar vagal.

A BP cirúrgica por toracoscopia foi efectuada em 3 doentes: imediatamente em 2 doentes com pleurisia compartimental e após uma única BP cega não contributiva num doente. O diagnóstico foi confirmado em todos os 3 casos.

O estudo anatomopatológico dos fragmentos de biopsia revelou um granuloma tuberculoide isolado em 24 doentes (48%) e associado a necrose caseosa em 25 doentes (50%).

2.6.3. Outros meios de diagnóstico de confirmação

Todos os doentes apresentaram resultados negativos para BAARs na expetoração e apenas um doente apresentou resultados positivos no exame direto de punção lombar.

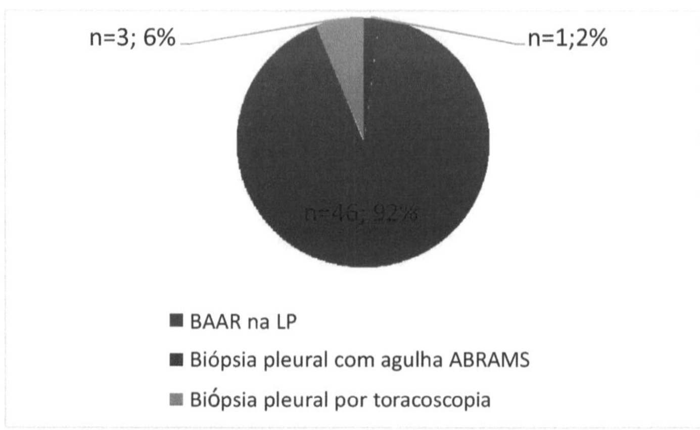

Figura 14: Métodos de confirmação do diagnóstico

2.7. Atraso no diagnóstico :

O tempo médio entre o início dos sintomas e a confirmação do diagnóstico foi de 41,7 dias, com extremos que variaram de 7 a 127 dias. Em 13 casos (26%), o atraso foi superior a 60 dias.

3. Tratamento da tuberculose pleural

3.1. Tratamento

3.1.1. Tratamento anti-bacilar

3.1.1.1. Avaliação pré-tratamento

Revelou uma perturbação do equilíbrio renal em 3 doentes conhecidos como portadores da doença.

insuficiência renal crónica

Foi efectuado um teste rápido ao VIH em todos os doentes, sem casos de co-infeção com o vírus da imunodeficiência humana.

Foi efectuado um exame oftalmológico num único doente, no âmbito da avaliação etiológica das cefaleias paroxísticas, sem anomalias.

3.1.1.2. Regime de tratamento inicial :

O tratamento anti-tuberculose foi efectuado de acordo com as recomendações do programa nacional anti-tuberculose (PNLT). Na fase inicial, foi prescrita uma combinação em dose fixa de isoniazida, rifampicina, pirazinamida e etambutol para 46 doentes. Para os outros 2 doentes, foi indicado um tratamento anti-tuberculose dissociado devido a insuficiência renal (depuração da creatinina <25ml/min).

3.1.1.3. Controlo e conformidade

Dois dos nossos doentes perderam o seguimento: um doente antes do anúncio do diagnóstico e outro doente após o início do tratamento anti-tuberculose. Outro doente foi reencaminhado para o seu serviço de origem após a confirmação do diagnóstico. Os outros doentes foram revistos na consulta: duas semanas após o início do tratamento anti-tuberculoso (47 doentes), 2 meses (45 doentes, 90%), 3 meses (5 doentes, 90%) e no final do tratamento.

doentes, 10%), aos 4 meses (41 doentes, 82%), aos 5 meses (3 doentes, 6%) e aos 6 meses (3 doentes, 6%).

tratamento (47 doentes, 94%).

Quarenta e seis pacientes (92%) apresentaram uma melhoria dos sinais gerais após 15 dias de tratamento. O controlo radiológico foi efectuado em cada consulta para a maioria pacientes. Aos 2 meses após o tratamento, uma melhoria radiológica (redução da opacidade pleural) em 31 doentes (62% dos casos) e uma eliminação radiológica completa em 9 doentes (18% dos casos). A pesquisa de BAAR na expetoração de controlo foi realizada aos 2 meses após o tratamento em 4 doentes, aos 4 meses em 4 doentes, aos 5 meses em 2 doentes e aos 6 meses em 5 doentes. Os resultados foram negativos em todos os casos.

3.1.1.4. Efeitos

Uma reação adversa relacionada com os medicamentos anti-tuberculose foi encontrada em 7 casos (14%). Dois doentes apresentaram mais do que uma complicação. Dois doentes apresentaram uma alergia aos medicamentos anti-tuberculose, que foi documentada por um inquérito de farmacovigilância.

O tempo médio para o início dos efeitos secundários foi de 38,3 dias, com extremos que variaram entre 10 e 70 dias **(Quadro V)**.

Quadro V: Efeitos secundários dos medicamentos anti-tuberculose

Efeitos indesejáveis	n %	Prazo de entrega em dias)	Droga ilícita	O que fazer	Regime terapêutico	Duração do tratamento
Epigastralgia e/ou vómitos	2 4	15	H e R	Tratamento sintomático	2 meses:HRZE então 4meses:H+R	6 meses
Artralgia	12	60	Z	Tratamento sintomático	2 meses:HRZE então 4meses:H+R	6 meses
Citólise hepática a 10N	24	42	H	Interrupção do tratamento anti-tuberculose até à normalização das provas de função hepática, seguida de tratamento sequencial com H com dose ajustada em função do teste de acetilação, seguida da introdução de R		6 meses
Prurido isolado	24	60	H	Tratamento sintomático	2 meses:HRZE então 4meses:H+R	6 meses
Exantema macular 1 pápulas isoladas	2	70	Z	Arrêt Z e utilização de medicamentos anti-tuberculose de 2ª linha: oflocet	2 meses:HRZE então 4 meses: R+oflocet	9 meses
Exantema maculopapular com febre	12	10	R	Descontinuação da rifampicina	3meses:H+Z+E e depois 4meses:H+Z	7 meses

3.1.1.5. Duração do tratamento

A duração do tratamento foi de 6 meses: 2 meses de quadriterapia (Isoniazida, Rifampicina, Pirazinamida, Etambutol) seguidos de 4 meses de terapia dupla (Isoniazida, Rifampicina) para a maioria dos doentes (44 doentes, 88%).

Em 3 doentes, o regime terapêutico foi prolongado por 1, 2 e 3 meses, para uma duração total do tratamento de 7, 8 e 9 meses, respetivamente.

3.2. Tratamento não medicamentoso

3.2.1. Oxigenoterapia

Nove doentes (18%) tinham sido colocados em oxigenoterapia durante o internamento. A oxigenoterapia foi indicada para grandes derrames pleurais responsáveis pela hipoxemia em 7 doentes. A oxigenoterapia foi suspensa após a evacuação da PL.

3.2.2. Fisioterapia pleural

A fisioterapia de relaxamento pleural foi indicada para todos os doentes durante o internamento, tendo sido seguida por 47 doentes (94%).

3.2.3. Punções de evacuação

A PL foi evacuada por punção em 34 doentes (68%): O número médio de punções de evacuação foi de 1 (variação de 1-3). Em apenas um doente a PL foi evacuada por drenagem torácica devido à natureza compartimentada da pleurisia.

3.2.4. Cirurgia de decorticação pleural

Não houve indicação para decorticação pleural em nenhum dos nossos doentes.

3.3. Medidas associadas

3.3.1. Declaração obrigatória

Foram relatados todos os casos de tuberculose pleural diagnosticados no nosso departamento.

4. Evolução

Dois dos nossos doentes perderam o seguimento: um doente antes do anúncio do diagnóstico e outro doente após o início do tratamento anti-tuberculose. Um outro doente foi reencaminhado para o seu serviço de origem após a confirmação do diagnóstico. Para os outros doentes, a cura foi declarada no final do tratamento anti-tuberculoso, na presença de uma melhoria clínica e radiológica.

A duração média do acompanhamento dos doentes após a conclusão do tratamento anti-tuberculose foi de 5 meses, com extremos que variam entre 1 mês e 12 meses. Quatro doentes não foram vistos na consulta após o fim do tratamento.

Apenas um doente manteve dor basitorácica residual no lado do derrame pleural. A sua radiografia de tórax de seguimento não revelou anomalias. 16 doentes (32%) registaram sequelas radiológicas na radiografia de fim de tratamento: espessamento pleural regular em 14 doentes e derrame pleural de pequeno volume em 2 doentes.

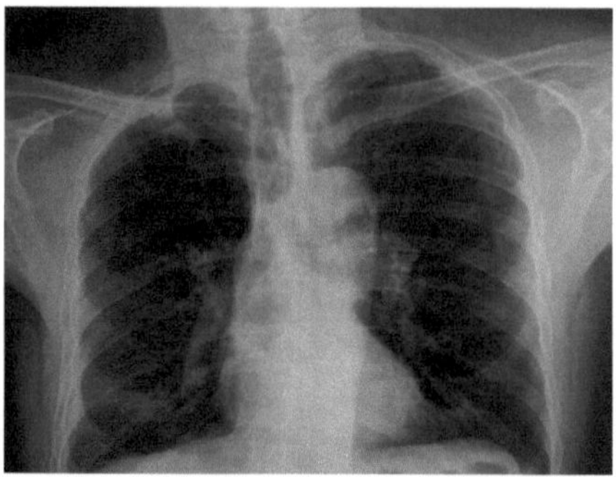

Figura 15: Radiografia de tórax em incidência frontal realizada no final do tratamento anti-tuberculose mostrando sequelas de espessamento pleural apical.

Não se verificou associação estatisticamente significativa entre o aparecimento de sequelas pleurais e os seguintes parâmetros: tabagismo ativo, presença de lesões parenquimatosas na radiografia inicial, sexo, idade, tempo até à consulta, com valores de p de 0,6, 0,2, 0,9, 0,4, 0,7 e 0,8 respetivamente.

DISCUSSÃO

A tuberculose continua a ser uma das principais causas de morbilidade e mortalidade em todo o mundo, sobretudo nos países em desenvolvimento. A Tunísia é um país com endemicidade intermédia de TB. O envolvimento extra-pulmonar representou 62% de todos os casos de TB em 2017, com um aumento constante da frequência nos últimos anos, particularmente no caso da TB nos gânglios linfáticos e da TB pleural [4]. Esta última forma é pouco descrita na literatura e o seu diagnóstico é muitas vezes difícil devido à natureza paucibacilar das amostras bacteriológicas. Neste contexto, realizámos um estudo descritivo retrospetivo de

50 registos de doentes com TB pleural tratados no Serviço de Pneumologia do Hospital Mohamed Taher Maamouri durante um período de 4 anos (janeiro de 2015 - dezembro de 2019).

Os objectivos do nosso trabalho foram :

-descrever o perfil epidemiológico da tuberculose pleural em Capão Bonito

-identificar as suas caraterísticas clínicas

-especificar as suas modalidades terapêuticas e de desenvolvimento

A nossa população era constituída por 35 homens (70%) e 15 mulheres (30%). A idade média foi de 40,4 anos. Nenhum doente era seropositivo, 7 doentes eram hipertensos, 3 doentes eram diabéticos e 3 outros tinham insuficiência renal crónica, 2 dos quais estavam a fazer hemodiálise. O tempo médio de consulta foi de 28 dias.

Todos os doentes referiram sintomas respiratórios, dominados por dor torácica (80% dos casos) e dispneia (32% dos casos). Os sinais gerais estavam presentes em 88% dos casos. A pleurisia era do lado direito em 58% dos casos e o envolvimento parenquimatoso estava associado em 5 doentes.

A biópsia pleural utilizando a agulha ABRAMS confirmou o diagnóstico de TB pleural em 46 casos. O exame direto da LP para deteção de BAARs foi positivo num doente. A biopsia pleural toracoscópica confirmou o diagnóstico de TB pleural em 3 doentes.

A evolução da tuberculose pleural sob tratamento anti-tuberculoso bem administrado foi favorável, com uma taxa de cura de 94%. Dezasseis doentes apresentaram sequelas radiológicas, como espessamento pleural ou derrame pleural residual.

Como todos os trabalhos científicos, o nosso tem um certo número de pontos fortes e fracos. É verdade que a TB pleural é um tema atual e que a sua incidência está a aumentar no nosso país, mas poucos estudos tunisinos se debruçaram sobre este assunto. O conhecimento das suas diferentes apresentações radio-clínicas, bem como das suas diferentes modalidades diagnósticas e terapêuticas, parece, portanto, essencial.

Outro ponto forte que vale a pena salientar é o facto de o período de estudo nos ter permitido olhar para trás 4 anos e, por conseguinte, avaliar o seguimento dos nossos doentes.

Além disso, na nossa prática atual, uma consulta todas as sextas-feiras é dedicada aos doentes com tuberculose, assegurando uma melhor organização do acompanhamento destes doentes. Durante esta consulta, os doentes são objeto de uma avaliação clínica e, por vezes, de um exame biológico ou radiológico.

A principal limitação do nosso estudo é a sua natureza retrospetiva, com alguns dados clínicos e paraclínicos perdidos ou em falta.

A frequência da tuberculose pleural varia de estudo para estudo e de país para país. É a segunda forma mais comum de tuberculose extra-pulmonar, depois do envolvimento dos gânglios linfáticos [4, 9, 10]. É responsável por menos de 1% de todos os derrames exsudativos nos países ocidentais, ocorrendo em apenas 3 a 5% dos doentes com tuberculose (5,9% na Nova Zelândia; 5,6% no Reino) [11], é a causa de
É responsável por 30 a 80% de todos os derrames pleurais encontrados nos países em desenvolvimento, como a Índia, e pode complicar a tuberculose em 31% dos casos [12]. É a principal causa de pleurisia de líquido claro em Madagáscar (70,28%) [13], no Burkina Faso (63,15%) [14] e na Costa do Marfim (66%) [15]. Nestes países com uma elevada prevalência de tuberculose, este diagnóstico deve ser considerado em todos os doentes que apresentem pleurisia de etiologia indeterminada [6].

É mais comum em países africanos onde a prevalência do VIH é elevada (>20% de todas as formas de tuberculose) [16] enquanto nos Estados a percentagem é de 5% [10].

No nosso país, a localização pleural é um dos locais mais frequentes de TBEP. Ocupou o primeiro lugar nas séries de Zorai [5] e Ben Ghars [17], sendo responsável por 52% e 40% da TBEP, respetivamente. Num estudo realizado na região de Sousse, a localização pleural ocupou o segundo lugar, depois da localização linfonodal, sendo responsável por 17,6% dos TEP [18].

A tuberculose pleural pode afetar todos os grupos etários, mas são os adultos que correm maior risco, sobretudo durante os anos produtivos da sua vida. Este grupo etário é muitas vezes socialmente ativo, socializando com um maior ou menor número de pessoas no local de trabalho ou nos tempos livres, aumentando assim a probabilidade de contágio [1].

Da mesma forma, no nosso estudo a idade média da nossa população 40,4 +/- 18,8 anos e mais de metade dos nossos doentes (62%) eram adultos jovens com idades compreendidas entre os 20 e os 50 anos. Estes resultados são semelhantes aos encontrados na literatura. Assim, na série de Bemba [10] e na série de Ouardi [19], a idade média dos doentes foi de 39 e 44 , respetivamente. Da mesma forma, Ajmi [18] revelou no seu trabalho que a tuberculose pleural afecta principalmente (70% dos casos) adultos jovens com idades compreendidas entre os 15 e os 44 anos. O Quadro VII resume a idade média dos doentes com TB pleural em diferentes países **(Quadro VI)**.

Quadro VI Idade média dos doentes com tuberculose pleural em diferentes países

Série	**País/Cidade**	**Ano**	**Idade média (anos)**
Bemba [10]	Congo/Brazzaville	2017	39
Ouardi [19]	Marrocos/Marraquexe	2016	44
Perfura Yone [20]	Camarões/Yaoundé	2011	36,7
Aazri [21]	Marrocos/Marraquexe	2018	36
Ben Ghars [17]	Tunísia	2007	33
A nossa série	Tunísia/Cabo Bom	2019	40,42

Em menor grau, a tuberculose pode afetar os idosos, nomeadamente nos países com baixa prevalência de tuberculose. Neste contexto, deve-se por vezes à evolução uma infeção recente, mas sobretudo à reativação de uma infeção latente favorecida pelo envelhecimento do sistema imunitário e também por co-morbilidades, nomeadamente a diabetes e a insuficiência renal, frequentemente associadas neste grupo etário [9, 22, 23].

As más condições socioeconómicas são reconhecidas como um fator de propagação das doenças infecciosas transmissíveis em geral, e da tuberculose em particular, especialmente na sua forma extra-pulmonar. As condições de vida insalubres ( ), a má nutrição e a promiscuidade só podem facilitar a propagação desta doença contagiosa. Além , a dificuldade de acesso aos cuidados médicos devido à pobreza e à ausência frequente de cobertura da segurança social é muitas vezes a causa de atrasos na consulta e no diagnóstico [24, 25]. Este facto foi claramente demonstrado no nosso estudo, em que metade dos doentes eram operários, uma categoria social frequentemente desfavorecida.

Para além disso, tem sido observada uma maior prevalência de DBP em doentes desempregados [26]. A mesma observação foi feita na nossa população: 25% dos pacientes (12 pacientes) estavam desempregados.

A tuberculose extra-pulmonar, neste caso a tuberculose pleural, tem maior probabilidade afetar indivíduos com defesas imunitárias débeis. A co-infeção por VIH é um fator de imunodepressão, bem estudado na literatura, que favorece a disseminação extra-pulmonar desta infeção. Assim, desde o aparecimento da infeção pelo VIH nos anos 80, a proporção de TPP em relação ao número de casos de tuberculose em geral tem aumentado. Nos Estados Unidos, por exemplo, esta proporção passou de 15% em 1978 para 60% nas pessoas que vivem com o VIH, das quais 30% têm apenas TB extra-pulmonar e 30% têm PPT associada à TB pulmonar [27]. Na África subsariana, a região do mundo mais afetada pelo VIH, esta proporção também é elevada, atingindo 50% dos casos, de acordo com um estudo realizado no Togo em 2017 [28].

Na Tunísia, prevalência da infeção pelo VIH é baixa, sendo de cerca de 0,016% em 2018. [29] e o seu impacto na tuberculose é menor [4]. No entanto, o programa nacional tunisino de controlo da tuberculose recomenda o rastreio sistemático da co-infeção pelo VIH em todos os doentes com tuberculose, a fim de se poder tomar a decisão certa em termos de tratamento e monitorização desta doença [4]. No nosso estudo, nenhum doente era seropositivo.

Nos doentes com insuficiência renal crónica submetidos a hemodiálise, a tuberculose é frequentemente extra-pulmonar, representando até 71% dos casos. Isto deve-se ao facto de a imunossupressão causada uremia crónica favorecer a disseminação extra-pulmonar da infeção por tuberculose [30].

A demora na consulta é o tempo decorrido entre o aparecimento dos sinais clínicos e a data da primeira consulta médica. No nosso estudo, este prazo foi de 28 dias. Este resultado é comparável a um outro estudo tunisino efectuado em La Marsa (27,8 dias). [17] e mais curto do que o registado na série de Cherif (43,6 dias) [31].

São vários os parâmetros que determinam o atraso da consulta. Por um lado, as caraterísticas da própria doença; um início insidioso dos sintomas, como é frequentemente o caso da tuberculose pleural, é muitas vezes responsável por um atraso na consulta. Por outro lado, as caraterísticas do sistema de saúde, nomeadamente a facilidade de acesso aos cuidados médicos, têm uma influência significativa no atraso. Assim, verificou-se um atraso maior na consulta em países em desenvolvimento como a Nigéria, onde foi em média de 12,3 semanas, e na África do Sul (10 semanas) [32, 33], foi mais curto em países desenvolvidos como Hong Kong (20 dias) [34].

A tuberculose pleural pode ser completamente assintomática e ser descoberta por acaso numa radiografia do tórax efectuada um recrutamento ou num check-up pré-matrimonial, mas na maioria dos casos é suspeitada com base numa combinação de sinais gerais e sinais respiratórios que consistem em dispneia e dor pleural que progride insidiosamente [12].

Todos os nossos doentes apresentavam sintomas respiratórios na altura do diagnóstico, dominados pela dor torácica em 80% dos , seguida de tosse em 68% dos casos e dispneia de esforço em 32% dos casos. Os sinais gerais estavam presentes na maioria dos nossos doentes (88%), principalmente febre em 58% dos casos e suores noturnos em 62%.

Num estudo retrospetivo de 228 doentes em Marrocos, Ouardi descobriu que os sintomas mais frequentes eram a dor torácica, a dispneia e a tosse em 88,3, 77,3 e 82,2% dos casos, respetivamente [17].

De acordo com uma revisão da literatura publicada em 2018, os sintomas mais comuns foram a febre (em 75% dos casos), a dor torácica pleural (50-75% dos casos) e uma tosse não produtiva em 70-75% dos casos. Outros sintomas descritos foram a dispneia de esforço em 50% dos casos e sinais gerais como suores noturnos e perda de peso (respetivamente 50% e 25-85% dos casos).
[22] **(Quadro VII)**.

Tabela VII: Prevalência de cada sinal clínico em diferentes séries

Referência	Dor no peito (%)	Tosse (%)	Dispneia (%)	Febre (%)	AEG (%)	Suores noturnos (%)
Perfura Yone **(Camarões 2011) [20]**	88,6	78,9	71,9	74,6	84,2	43,9
Ouardi (Marrocos) 2016) [19]	88,3	82,2	77,3	-	-	-
Ketata (Tunísia 2014) [2]	77,5	94	-	86	-	-
Aazri (Marrocos) 2018) [21]	78,7	85	73,7	61,2	75	55
A nossa série	80	68	32	58	62	62

Radiologicamente, o derrame pleural tuberculoso é mais frequentemente unilateral e de tamanho variável, afectando mais de dois terços do hemitórax em 18,5% dos casos, entre um terço e dois terços do campo pulmonar em quase metade dos casos, e menos de um terço do hemitórax em 34% dos casos [12, 22].

Na nossa série, o derrame pleural era unilateral em 98% dos casos, de pequenas a médias dimensões em metade dos casos, afectando menos de um terço do campo pulmonar, e de grandes dimensões na outra metade, afectando mais um terço do hemitórax.

Nenhum sinal radiológico é específico para a tuberculose pleural, mas certas lesões podem apontar para o envolvimento pulmonar associado e sugerir a origem tuberculosa do derrame. Estas lesões incluem lesões escavadas ou um infiltrado nodular ou micronodular predominantemente nos lobos superiores [35]. No nosso estudo, 10% dos doentes apresentavam lesões radiológicas sugestivas de tuberculose pulmonar associada: opacidades pulmonares escavadas para hilar, de condensações parenquimatosas e de infiltrados nodulares

predominante nos cumes.

Na ecografia torácica, a pleurisia tuberculosa apresenta-se frequentemente líquido anecogénico livre na cavidade pleural. No entanto, também é possível a ocorrência de pleurisia encistada e/ou septada ou de líquido ecogénico sugestivo de empiema [7, 22, 36].

A ecografia torácica também é útil para orientar a colheita de amostras pleurais para diagnóstico. É recomendada pela British Thoracic Society (BTS) para guiar a punção pleural em casos de derrame pequeno ou após falha de uma punção pleural cega inicial. No entanto, dada a sua segurança e a facilidade com que pode ser efectuada na cama do , deve ser realizada sistematicamente antes de qualquer amostragem pleural. Isto reduz o risco de complicações e aumenta a relação custo-eficácia do procedimento, em particular da PA , ao espessamento pleural localizado ou nódulos pleurais [7, 37]. Os jovens respirologistas em formação devem, por conseguinte, ser encorajados aprender esta técnica.

No nosso estudo, foi indicada em 21 doentes. Em 9 casos, foi solicitada após falha de uma punção exploratória cega inicial. Nesses pacientes, revelou septações intrapleurais. Nos outros pacientes, foi realizada para guiar a punção na presença de um pequeno derrame pleural.

A TC torácica é atualmente considerada a melhor modalidade de imagem para visualizar a pleura e o parênquima pulmonar nos casos de tuberculose pleural, mas não é realizada por rotina. Está indicada em casos de dúvida diagnóstica ou de suspeita de complicações, como o empiema pleural. Este é sugerido na imagiologia pela presença de um abcesso sub pleural ou de uma fístula bronco pleural [7, 36].

A tomografia computorizada é superior à radiografia torácica padrão na deteção de lesões parenquimatosas associadas. De acordo com uma revisão recente da literatura, estas lesões ocorrem em até 80% dos casos, em comparação com 20-50% nas radiografias torácicas normais. As anomalias parenquimatosas mais comuns micronódulos subpleurais e peribroncovasculares, o espessamento pleural e as condensações parenquimatosas [22, 38].

Num estudo realizado por Kim et al, que incluiu 106 doentes com TB pleural, foram visualizadas lesões parenquimatosas associadas em 91 dos doentes (86% dos casos) na TC torácica [38].

No nosso estudo, 11 doentes a TC torácica, dos quais 5 durante o internamento: 3 por suspeita de embolia pulmonar e 2 por suspeita de empiema pleural. A TC torácica revelou anomalias parenquimatosas como micronódulos subpleurais e espessamento pleural, que não foram detectados na radiografia torácica em 2 doentes.

Nos últimos anos, foram desenvolvidos vários biomarcadores para facilitar o diagnóstico da TB pleural, particularmente em casos difíceis em que as investigações bacteriológicas e/ou histológicas convencionais são de valor limitado. Estes incluem marcadores imunobioquímicos, como o interferão-gama (IFN), a isoenzima adenosina deaminase 2 (ADA2) e a adenosina deaminase total (ADA), e marcadores de biologia molecular, como a reação em cadeia da polimerase (PCR) Xpert MTB/RIF e o ensaio de libertação de interferão-gama (IGRA) [7, 40].

ausência de lesões parenquimatosas associadas sugestivas de TB, a pesquisa de BAARs expetoração espontânea não é muito rentável para o diagnóstico da TB pleural, com uma sensibilidade de cerca de 4-7% [41]. No entanto, é mais útil em doentes que sofrem de imunossupressão secundária à co-infeção com o VIH [40, 42].

Alguns estudos analisaram a contribuição da expetoração induzida para o diagnóstico da TB pleural na ausência de lesões pulmonares radiológicas associadas. Trata-se de expetoração obtida após nebulização com solução salina hipertónica a 5% durante 10 a 20 minutos, utilizando um nebulizador ultrassónico [43]. No seu estudo prospetivo de 113 doentes, Conde et al encontraram um rendimento de 55% na cultura de expetoração induzida [44]. No entanto, esta técnica é suscetível de aumentar o risco de contaminação do pessoal de enfermagem [45].

Todos os nossos doentes foram testados para BAARs na expetoração espontânea e todos se revelaram negativos.

A punção pleural é um procedimento simples que é efectuado por rotina em pneumologia. Permite determinar as caraterísticas macroscópicas e microscópicas do derrame e, por vezes, confirma o diagnóstico de tuberculose pleural ao demonstrar BAARs no exame direto e/ou Mycobacterium tuberculosis na cultura de LP [42].

De acordo com uma revisão da literatura publicada em 2015, a descoloração amarela pálida da LP é a mais comum, encontrada em 80% dos casos [7]. Isso está de acordo com os dados do nosso estudo e uma aparência amarelo citrino da LP foi encontrada em 88% dos casos.

>>O derrame na pleurisia tuberculosa é exsudativo com um nível de proteína pleural na LP de 35gr/l e um rácio proteína pleural/proteína sanguínea de 0,5 [45]. Se o nível de proteína pleural estiver entre 25 e 35 gr/l, os critérios de luz podem ser utilizados para corrigir o diagnóstico de exsudado [7]. Em 50% dos casos, o nível de protídeos na LP pode exceder 50 g/l [7, 35, 46].

A glicopleúria é geralmente baixa, entre 3,3 e 5,6 mmol/L. A glicopleúria inferior a 3,3 mmol/L (0,6 gr/L) deve suscitar preocupações relativamente ao empiema associado [10, 39].

O nível de lactato desidrogenase (LDH) na LP é geralmente mais elevado do que o seu nível sanguíneo, excedendo frequentemente 500 UI/l. Numa série de 77 doentes com TB pleural, Groote-Bidlingmaier et al encontraram um nível médio de LDH intra pleural de 947±1425 UI/l [50]. O pH é frequentemente inferior a 7,4, da ordem de 7,30 [35, 40].

No nosso estudo, todos os doentes apresentavam LP exsudativa com um nível médio de protídeo de 53,4 g/l. Mais de metade dos doentes (64%) (n=32) apresentavam protidopleúria >50g/l. A medição da LDH na PL e a medição da glicopleúria não foram efectuadas no nosso estudo.

Na prática atual, a LDH pleural não é medida por rotina. Está reservada para os casos de dúvida diagnóstica quanto ao carácter transudativo ou exsudativo da pleurisia, com um nível de proteínas pleurais entre 25 e 35 gr/l. >Neste caso, um rácio LDH pleural/LDH sanguínea de 0,6 confirma a natureza exsudativa do derrame, de acordo com os critérios de Light [48].

No caso da TB pleural, a contagem de células LP mostra hipercelularidade com uma contagem de células nucleadas entre 1000 e 6000 células/ml. A predominância de linfócitos é frequentemente encontrada. Esta é definida por uma contagem pleural de linfócitos superior a 50% de todos os elementos nucleados, que pode exceder 90%, ou por um rácio linfócitos/neutrófilos (PNN) na LP superior a 0,5. No entanto, pode ser observada uma predominância de neutrófilos nas primeiras duas semanas do processo infecioso [35, 48, 49].

No nosso estudo, predominância de linfócitos no LP foi encontrada em todos os casos, com uma contagem média de linfócitos de 83,5%.

A TB pleural é frequentemente paucibacilar e o exame direto do LP após coloração de Ziel-Nielsen detecta BAARs em apenas 10% dos casos. Nos doentes que vivem o VIH, esta percentagem é mais elevada, 20% dos casos [42, 50]. A cultura é mais sensível e pode ser positiva em 12 a 70% dos casos [51].

A utilização de meios líquidos e de sistemas de leitura automatizados, como o sistema Bactec, melhora a sensibilidade da cultura e encurta os tempos de deteção do Mycobacterium tuberculosis (entre 7 e 12 dias) [52].

A biópsia pleural é utilizada para estabelecer o diagnóstico de pleurisia tuberculosa através da demonstração, exame anatomopatológico dos fragmentos da biópsia, de um granuloma epitelioide e giganto-celular associado ou não a necrose caseosa, que se encontra em 50 a 97% dos casos, ou no exame microbiológico destes fragmentos após cultura de Mycobacterium tuberculosis em meio de Lowenstein Jensen. Combinando o exame histológico e bacteriológico da biópsia pleural, o rendimento diagnóstico pode ser tão alto quanto 60-95% [40].

A punção de biópsia pleural com agulha de Castelman ou de Abrams foi a técnica mais utilizada nas últimas 5 décadas. Inicialmente descrita por De Francis em 1955, a agulha de biópsia foi aperfeiçoada em 1958 por Abrams, Cope e Castellin em 1964, e em 1998 por Christian Boutin (1933-2015). O trocarte é introduzido na pleura através da pele. Um pequeno fragmento pleura é inserido através da janela lateral do trocarte e o tubo inserido no trocarte guilhotina o fragmento de pleura. O mandril interno sela o sistema [8].
Embora esta técnica esteja a ser cada vez mais abandonada nos países ricos em favor de técnicas cirúrgicas, continua a ser amplamente utilizada nos países em desenvolvimento.

Isto deve-se às numerosas vantagens que oferece, nomeadamente o seu baixo custo e a sua acessibilidade, o que permite evitar o recurso à cirurgia, por vezes indisponível em certos hospitais. Além disso, a técnica é simples de executar e fácil de aprender pelos jovens respirologistas em formação. A relação custo-eficácia do procedimento depende não só da experiência do operador, mas também da espessura da pleura, da extensão do derrame, do número de fragmentos retirados e da extensão das lesões. Na série de Toloba et al [53], a taxa de sucesso foi de cerca de 65%. A utilização ultrassonografia ou TC de tórax para pesquisa de espessamento pleural localizado melhora a sensibilidade, chegando a 90%. Não existem dados na literatura sobre o número ótimo de fragmentos de biópsia a colher, mas segundo Kirsch et al, a sensibilidade diagnóstica da BP é melhor quando são colhidos pelo menos 6 fragmentos [54]. A sua principal limitação é a natureza cega das amostras de biopsia e a estreiteza dos fragmentos, que não excedem alguns milímetros. No entanto, uma ecografia torácica para detetar espessamento pleural localizado ou nódulos pleurais pode facilmente ultrapassar este inconveniente [7, 37]. As complicações são raras e pouco graves, dominadas pelo pneumotórax iatrogénico, que raramente necessita de esvaziamento pleural e que geralmente se resolve em poucos dias com medidas conservadoras que combinam repouso no leito e oxigenoterapia com máscara de alta concentração a 10-12 l/min, como foi o caso dos nossos dois doentes [53]. Um problema que deve ser levantado é a atual indisponibilidade de pinças de biópsia, cujo fabrico é cada vez menor. A produção local desta agulha deve ser considerada pelas autoridades de saúde, especialmente porque é um dispositivo simples de fabricar.

A biópsia pleural toracoscópica é a técnica de primeiro recurso para o diagnóstico da pleurisia linfocítica de etiologia indeterminada nos países desenvolvidos, embora não seja utilizada como procedimento de primeira linha nos países em desenvolvimento devido ao seu elevado custo.

No nosso contexto, está indicada se as amostras bacteriológicas forem negativas e se a PA cega não for contributiva ou se não for exequível devido a uma contraindicação relacionada com o estado do doente (perturbação da hemostase, fraca cooperação) ou devido à natureza compartimentada derrame que impede a realização de biópsias cegas. Tradicionalmente, duas BPs são frequentemente recomendadas indicar a toracoscopia cirúrgica [55]. A sensibilidade da biópsia pleural cirúrgica é da ordem dos 100%, mas está associada a mais complicações e a um internamento mais prolongado do que a BP às cegas [7, 16, 22, 34, 56, 57].

No nosso estudo, a PA por agulha foi realizada 51 vezes e foi utilizada estabelecer a diagnóstico de tuberculose pleural em 46 casos, o que corresponde a uma taxa de custo-eficácia de 90,1%.

A reação em cadeia da polimerase do Mycobacterium tuberculosis é uma técnica de biologia molecular baseada na amplificação de uma sequência específica de ADN micobacteriano em número suficiente para ser detetável.

Os genes mais estudados são o IS6110, o GCRS, o MPB-64, o devR o CD192, com sensibilidade e especificidade variáveis [58]. Trata-se de uma técnica rápida, que permite obter uma resposta em poucas horas. Uma meta-análise que incluiu 14 estudos, efectuada em países com uma baixa prevalência de TB, encontrou uma sensibilidade de 62% e uma especificidade de 98% para a PCR em LP para o diagnóstico de pleurisia tuberculosa [59].

O sistema GeneXpert é um sistema totalmente automatizado que permite a PCR em tempo real sem a necessidade de um laboratório de biologia molecular. O teste Xpert MTB/RIF é recomendado pela OMS desde 2010. Pode ser utilizado para rastrear a tuberculose e a resistência à rifampicina e à isoniazida. É um teste rápido (resultados obtidos em duas horas), mais sensível do que a microscopia (sensibilidade superior a 95% quando o exame direto de amostras respiratórias é positivo, e cerca de 65% e 77% quando este exame é negativo). A especificidade é elevada, na ordem dos 97% a 100%.

O teste Xpert MTB/RIF Ultra é ainda mais sensível do que o teste Xpert MTB/RIF. É capaz de detetar concentrações muito baixas de micobactérias, o que o torna mais adequado para utilização em crianças e pessoas que vivem com o VIH, que frequentemente apresentam formas pauci bacilares de tuberculose. Em 2020, a OMS está a recomendar a utilização de testes moleculares rápidos como um teste universal para substituir o exame microscópico de esfregaços [60]. No entanto, estes testes continuam a ser caros, o que limita a sua utilização, particularmente em países de baixos rendimentos como nosso [40].

Os ensaios de libertação de interferão gama (IGRA) são realizados in vitro numa amostra de sangue ou na punção lombar. Medem a libertação de interferão gama pelos linfócitos T após estimulação por antigénios do Mycobacterium Tuberculosis [61]. São comercializados dois testes: Quantiferon-TB Gold em tubo, Quantiferon-TB Gold Plus por ELISA e T-SPOT TB. Estes testes são mais específicos do que os testes cutâneos da tuberculina porque não reagem de forma cruzada com o BCG e muitas micobactérias não tuberculosas. Podem utilizados para identificar doentes infectados com Mycobacterium tuberculosis, mas não conseguem distinguir entre tuberculose latente e ativa, ou entre infecções antigas e novas por tuberculose [4]. São, por isso, de pouca utilidade no diagnóstico da pleurisia tuberculosa [40].

A adenosina deaminase é enzima ubíqua envolvida no metabolismo das bases purínicas e encontra-se amplamente presente nos linfócitos T. Vários estudos confirmaram o valor da medição da ADA na PL como um meio simples e económico de diagnosticar a pleurisia tuberculosa, com uma sensibilidade de cerca de 92%, uma especificidade de e um valor de corte de 44 UI/L. Os falsos positivos incluem a co-infeção com o VIH e a pleurisia purulenta ou para-pneumónica. Nestes dois últimos casos, a contagem de linfócitos da LP pode ser utilizada para corrigir o diagnóstico de tuberculose pleural. A principal limitação deste marcador bioquímico é ausência de documentação microbiológica, o que impede a deteção de qualquer resistência aos medicamentos anti-tuberculose em caso de falha do tratamento [40, 62]. A determinação desta enzima não está disponível na Tunísia.

isoenzima adenosina deaminase 2 é responsável por 88% ADA total observada na tuberculose pleural. A sua medição seria, portanto, mais rentável do que a ADA total para diagnosticar a pleurisia tuberculosa. No entanto, poucos estudos avaliaram o valor deste marcador e a sua medição não é prática corrente [63].

O interferão gama é uma citocina produzida pelos linfócitos T CD4. Aumenta a atividade bactericida dos macrófagos contra o Mycobacterium tuberculosis e está envolvido na formação de granulomas. Vários estudos demonstraram o aumento dos níveis intrapleurais de INF gama durante a pleurisia tuberculosa. A sensibilidade deste ensaio foi estimada em 78% a 100% e a sua especificidade em 95% a . No entanto, o elevado custo deste ensaio limita a sua utilização na prática de rotina [64].

Outros biomarcadores são de interesse no diagnóstico da TB pleural, como a proteína C-reactiva, para a qual um nível superior a 50 mg/l no LP seria a favor da origem tuberculosa da pleurisia linfocítica com uma especificidade de 95%, enquanto um nível <30 mg/l tem uma especificidade de 95% para excluir o diagnóstico [65]. Alguns estudos demonstraram níveis elevados de interleucina 6 (IL-6), interleucina 1 alfa (IL-1α) e fator de necrose tumoral alfa (TNF-α) no LP durante a pleurisia tuberculosa. Estes marcadores têm sido pouco estudados e o seu papel no diagnóstico da pleurisia tuberculosa continua por estabelecer [66].

O curso natural da tuberculose pleural pode ser a resolução espontânea após 4 a 16 semanas, mas existe o risco de desenvolvimento de tuberculose pulmonar ou extra-pulmonar em 43-65% dos casos [18, 67]. O tratamento tem como objetivo prevenir o desenvolvimento de tuberculose ativa, aliviar os sintomas e evitar sequelas pleurais [12]. O regime de quimioterapia anti-tuberculose para a tuberculose pleural é o mesmo que o da tuberculose pulmonar. Na Tunísia, o protocolo adotado é o recomendado pelo PNLT, cujos princípios são retirados das diretrizes da OMS actualizadas em 2017 [4, 68].

O regime de tratamento recomendado para um novo caso de tuberculose pleural, na ausência de qualquer resistência bacteriana documentada, consiste numa combinação de quatro medicamentos essenciais conhecidos como medicamentos anti-tuberculose de primeira linha: Isoniazida, Rifampicina, Pirazinamida e Etambutol. Compreende duas fases sucessivas:

- Uma fase inicial ou intensiva com a duração de dois meses, durante a qual o doente recebe diariamente os quatro medicamentos anti-tuberculose de primeira linha HRZE. Esta fase tem por objetivo destruir rapidamente os bacilos da tuberculose, evitar o aparecimento de resistências e limitar o contágio.

- Fase de manutenção com a duração de 4 meses, durante a qual o doente recebe diariamente dois medicamentos (combinação HR). Este é utilizado para eliminar os bacilos Mycobacterium tuberculosis remanescentes e esterilizar as lesões.

Os medicamentos devem ser tomados de manhã, com o estômago vazio, pelo menos 30 minutos antes de qualquer ingestão de alimentos e sob a supervisão direta um profissional de saúde ou um familiar: trata-se da estratégia TOD (tratamento sob supervisão direta). Esta estratégia é recomendada pelo PNT para garantir uma boa adesão ao tratamento, reduzindo assim o risco de resistência adquirida aos medicamentos, de insucesso do tratamento, de recaída ou de maus resultados.

A OMS recomenda a utilização de combinações de dose fixa de medicamentos anti-tuberculose. Isto limita os erros de prescrição e garante uma melhor adesão ao tratamento, reduzindo o número de comprimidos que o doente tem de tomar.

Em caso de resistência documentada aos medicamentos anti-tuberculose de primeira linha, recomenda-se que o doente seja encaminhado para um centro especializado no tratamento da tuberculose multirresistente (TB-MDR), a fim de lhe serem prescritos medicamentos anti-tuberculose de segunda linha [4].

Dada a natureza pauci bacilar da TB pleural, algumas equipas propuseram regimes de tratamento mais simples. Canete et al adoptaram um protocolo de tratamento à base de Isoniazida e Rifampicina durante 6 meses, o que lhes permitiu obter uma cura sem recidiva após três anos de seguimento numa série de 130 doentes [69]. Para a equipa de Dutt et al., foi observado apenas um insucesso terapêutico com este mesmo protocolo, tendo sido obtida a cura em 161 doentes sem recidiva até 133 meses de seguimento [70]. Outras equipas propuseram um tratamento de 9 meses com Iisoniazida e rifampicina se os organismos forem totalmente sensíveis ao medicamento [16].

No entanto, estes regimes de tratamento só podem ser aplicados em regiões com um baixo nível de resistência bacteriana [67].

Na nossa série, o tratamento proposto seguiu as recomendações do PNCT. foram registados casos de TBMDR. Apenas num caso foi utilizado um fármaco anti-tuberculose de segunda linha, devido a uma alergia isoniazida e pirazinamida. Neste caso, a duração do tratamento foi alargada para 9 meses. Noutro doente, a duração do tratamento foi prolongada para 7 meses devido à intolerância à rifampicina. Este doente recebeu 3 meses de Isoniazida, Pirazinamida, Etambutol e 4 meses de Isoniazida com Pirazinamida.

O isolamento só está indicado para os doentes bacilíferos [22].

O PNCT não recomenda a terapêutica com corticosteróides para o tratamento da TB pleural. Alguns autores associaram-na à fase inicial do tratamento anti-tuberculose, devido ao seu efeito anti-inflamatório, na dose de 0,75 a 1 mg/kg/dia de prednisona equivalente por um período de 4 a 12 semanas. Observaram rápida resolução dos sinais gerais, mas não houve diferença estatisticamente significativa no desenvolvimento de seqüelas pleurais [70-72].

Uma revisão da Cochrane publicada em 2007 não apoia o uso de corticosteróides sistémicos para o tratamento da tuberculose pleural [74]. No entanto, em certos doentes que sofrem de sinais gerais intensos (febre, dor pleural, alteração do estado geral), a administração de um curso curto de corticosteróides dose de 80 mg/dia até que os sinais clínicos iniciais tenham desaparecido ser útil [16, 67].

A evacuação do derrame pleural deve ser considerada nos casos de má tolerância clínica. Isto é geralmente efectuado por punção de evacuação. Proporciona um alívio rápido da dispneia, melhora a mecânica ventilatória e previne as sequelas do espessamento pleural [22, 67]. Bhuniya et al compararam a evolução da TB pleural aos seis meses entre um primeiro grupo que recebeu tratamento anti-tuberculose combinado com o esvaziamento pleural e um segundo grupo que recebeu apenas tratamento anti-tuberculose. Observaram um melhor ganho na capacidade vital forçada e no volume expiratório forçado no primeiro grupo e um menor espessamento pleural sequelar [75]. No entanto, as consequências a longo prazo do esvaziamento pleural completo permanecem desconhecidas.

[22, 67].

Alguns autores estudaram os benefícios da drenagem torácica com instilação intrapleural de um agente fibrolisante em casos de pleurisia tuberculosa compartimentalizada. Observaram uma aceleração na reabsorção do derrame pleural e uma redução risco de sequelas de espessamento pleural [76, 77].

A drenagem torácica é necessária nos casos de poipneumotórax tuberculoso, permitindo o fechamento da fístula broncopleural [78].

=No nosso estudoo esvaziamento pleural foi efectuado por punção de esvaziamento em 68% dos casos (n 34) e por drenagem num único doente com pleurisia de grande volume e compartimentalização após tentativas infrutíferas de punção pleural. Na série tunisina de Kmis, 15 pacientes (33%) necessitaram de punções pleurais repetidas [5]. Na série de Horo et al, a drenagem pleural foi indicada para hidropneumotórax e pneumotórax em 15,2% dos casos [79].

Qualquer derrame pleural deve ser tratado de forma sistemática com reabilitação respiratória. Esta ajuda a limitar as sequelas funcionais, melhorando a drenagem brônquica e mantendo a expansão pulmonar. Também previne o aparecimento aderências espessas e rígidas ao encorajar a reabsorção da LP [80].

≥Em doentes tratados para TB pleural, a frequência de opacidade pleural residual de 10 mm no final do tratamento anti-tuberculose foi de 22% na série de Balkissou et al. Nesta série, 74% dos doentes tinham recebido fisioterapia respiratória durante a fase intensiva do tratamento. Esta percentagem foi mais elevada no estudo de Han et al (50,6%) em que os doentes receberam apenas tratamento anti-tuberculoso [81,82].

A fisioterapia foi indicada durante o internamento para todos os nossos doentes, tendo sido cumprida por 47 deles.

Desde o advento dos fármacos anti-tuberculose, o papel da cirurgia no tratamento da tuberculose torácica em geral, e da tuberculose pleural em particular, tornou-se cada vez mais limitado, e está atualmente confinado ao tratamento das sequelas [83].

A decorticação pleural pode ser proposta para bolsas pleurais infectadas, crónicas há mais de três meses ou extensas (ocupando mais de 25% da cavidade pleural) e associadas a incapacidade funcional. Esta técnica é utilizada para eliminar estas bolsas, libertando o pulmão melhorando a sua mecânica ventilatória. A toracotomia continua a ser a técnica padrão para a decorticação, embora a videotoracoscopia esteja a tornar-se cada vez mais importante, oferecendo a vantagem de um menor tempo de internamento e uma menor taxa de complicações do que a cirurgia convencional [84].

Sob tratamento anti-tuberculose, a evolução é geralmente favorável. A febre desaparece geralmente em 2 semanas, mas pode por vezes persistir até 2 meses [12,67]. A reabsorção completa LP demora geralmente 6 a 12 semanas, mas pode demorar mais tempo. Isto depende da dimensão inicial da pleurisia. Contudo, nalguns casos, pode um agravamento paradoxal do derrame pleural após o início do tratamento anti-tuberculose. Hiroaka et al sugeriram que essas respostas paradoxais podem ser devidas à pleurisia lúpica induzida pela isoniazida [7, 22, 67, 85].

Dois dos nossos doentes perderam o seguimento e outro foi reencaminhado para a sua família.

após confirmação do diagnóstico. A maioria dos doentes

(n=46; 86%) apresentaram uma regressão dos sinais gerais 15 dias após o início do tratamento. Após dois meses de tratamento anti-tuberculoso, registou-se uma melhoria radiológica com redução da opacidade pleural em 31 doentes (62% dos casos) e uma eliminação radiológica completa em 9 doentes (18% dos casos). A cura foi declarada após 6 meses de tratamento anti-tuberculose bem gerido, com melhoria clínica e radiológica em 47 doentes.

Apesar do tratamento anti-tuberculose bem administrado, a incidência de sequelas pleurais permanece elevada, estimada na literatura entre 36% e 68% no final do tratamento anti-tuberculose [82]. Han et al definiram sequelas significativas como opacidades pleurais residuais cuja largura atinge ou excede 10 mm no final do tratamento [81].

Neste caso, podem ser responsáveis por repercussões funcionais respiratórias sob a forma de um distúrbio ventilatório restritivo, cuja extensão depende da largura da opacidade pleural residual [86].

Factores associados ao aparecimento de um espessamento pleural superior a 10 mm descritos na literatura foram :

- Níveis baixos de glucose na LP. A hipoglicopleúria pode refletir uma elevada atividade bacteriana intrapleural, levando a um aumento da inflamação pleural responsável por sequelas pleurais [82].

- Um Ph pleural baixo [87].

- Uma concentração elevada de lisozima, TNF alfa e LDH na LP [82,87].

- A presença de lesões : Num estudo brasileiro, a presença de uma anomalia parenquimatosa triplicou o risco de desenvolver uma opacidade pleural residual significativa no final do tratamento anti-tuberculose [88].

- Tabagismo: este resultado descrito por Balkissou et al [82].

No nosso estudo, foram observadas sequelas mínimas em 16 dos nossos doentes (32%), sob a forma de espessamento pleural regular, que ocorreu numa média de 6 meses, e de derrame pleural residual.

Não foi observada uma associação estatisticamente significativa com os seguintes parâmetros:

Tabagismo, presença de lesões parenquimatosas na radiografia inicial, sexoidade superior ou inferior a 60 anos e tempo de consulta com valores de p respectivos de 0,6, 0,2, 0,9, 0,4, 0,7 e 0,8.

CONCLUSÕES

A tuberculose extra-pulmonar tem atraído um interesse renovado nos últimos anos devido sua frequência crescente. A tuberculose pleural é uma das formas mais frequentes de tuberculose extra-pulmonar e uma causa comum de derrame pleural, especialmente em países com uma elevada prevalência de tuberculose. No entanto, esta forma de tuberculose tem recebido pouca atenção na literatura. Neste contexto, realizámos um estudo descritivo retrospetivo durante um período de 4 anos, de janeiro de 2015 a dezembro de 2019, com o objetivo de descrever o perfil epidemiológico, clínico e evolutivo de cinquenta casos de tuberculose pleural tratados no Serviço de Pneumologia do Hospital Mohamed Taher Maamouri em Nabeul, bem como as modalidades de tratamento.

A TB pleural afecta adultos jovens. A idade média da nossa população era de 40,4 anos e mais de metade dos nossos doentes tinha entre 20 e 50 anos. Nenhum dos nossos doentes era seropositivo para o VIH, 7 tinham hipertensão, 3 eram diabéticos e 3 tinham insuficiência renal crónica em fase de hemodiálise.

A TB pleural manifesta-se geralmente por sintomas respiratórios e gerais insidiosos. Os sintomas respiratórios foram referidos por todos os nossos doentes e foram dominados por dor torácica (80% dos casos) e dispneia (32% dos casos). Os sinais gerais estavam presentes em 88% dos casos. Na radiografia do tórax, a pleurisia estava correta em 58% dos casos e o envolvimento parenquimatoso estava associado em 5 doentes.

A ecografia torácica mostrou partições a favor de encistamento em 9 casos. Este exame não é efectuado por rotina em casos de suspeita de TB pleural, mas é recomendado pela BTS em casos de pequenos derrames ou quando a punção pleural cega falhou. A ecografia torácica também pode ser utilizada para orientar o local da biopsia pleural, mostrando espessamento pleural localizado ou nódulos pleurais. Isto aumenta a relação custo-eficácia da amostragem pleural e reduz o risco de complicações. Este exame inofensivo, que é fácil de efetuar e pode ser feito na cama do doente, deve ser considerado antes de qualquer amostragem pleural. Os jovens respirologistas em formação devem ensinados a realizá-lo.

A tomografia computorizada do tórax de 11 doentes revelou anomalias parenquimatosas associadas, sob a forma de micronódulos subpleurais e espessamento pleural, não detectados na radiografia do tórax de 2 doentes.

A tomografia computorizada do tórax não é efectuada por rotina em casos de suspeita de tuberculose pleural. Está reservada para os casos de dúvida diagnóstica ou de suspeita de complicação, como o empiema pleural, uma vez que permite uma melhor visualização anomalias pleurais e quaisquer anomalias parenquimatosas do que a radiografia normal. É também recomendada como parte da avaliação pré-operatória se estiver prevista a remoção cirúrgica da pleura.

Todos os doentes foram submetidos a uma punção pleural exploratória, exceto um devido a a natureza multiparticionada da sua efusão pleural.

O líquido pleural era exsudativo, com um nível médio de proteínas de 53,45 g/L e predominância de linfócitos (contagem de linfócitos/células brancas no líquido pleural >50%) em todos os casos. Apenas um doente apresentou um exame direto positivo para BAARs no líquido pleural.

A biopsia pleural cega com a agulha ABRAMS foi efectuada em 47 doentes (uma vez em 44 doentes, duas vezes em 2 doentes e três vezes em 1 doente) e estabeleceu o diagnóstico em 46 casos. A biópsia cirúrgica por toracoscopia foi efectuada imediatamente em 2 doentes com pleurisia compartimental e após falha de uma biópsia cega não contributiva num doente.

No nosso estudo, a biopsia pleural às cegas foi efectuada 51 vezes, permitindo estabelecer o diagnóstico em 46 casos, ou seja, uma taxa de custo-eficácia de 90,1%. Registaram-se complicações deste procedimento em 6 doentes: pneumotórax iatrogénico em 2 doentes, que se resolveu com medidas conservadoras, e mal-estar vagal em 4 doentes.

A biópsia pleural às cegas continua a ser amplamente utilizada nos países em desenvolvimento devido ao seu baixo custo, acessibilidade e poucas e raras complicações, dominadas pelo pneumotórax iatrogénico, que muito raramente requer o esvaziamento da pleura e que geralmente se resolve espontaneamente com medidas conservadoras que combinam repouso no leito e oxigenoterapia utilizando uma máscara de alta concentração.

A biopsia pleural cirúrgica por toracoscopia é a técnica de amostragem pleural de primeira linha nos países desenvolvidos. Tem sensibilidade de cerca de 100%, mas à custa de mais complicações e de um maior tempo de internamento hospitalar. No nosso contexto, a utilização desta técnica é limitada pelo seu custo e pela sua indisponibilidade em muitos hospitais. Está indicada se as amostras bacteriológicas forem negativas e se a PA cega não for contributiva ou se não puder ser efectuada devido uma relacionada com o estado do doente (perturbação da hemostase, má cooperação do doente) ou porque o derrame está compartimentado, impedindo a realização de biópsias cegas. Tradicionalmente, são frequentemente recomendadas duas PA antes de se indicar a toracoscopia cirúrgica.

Outros métodos de biologia molecular ou de imuno-bioquímica têm sido desenvolvidos nos últimos anos para confirmar a natureza tuberculosa dos derrames pleurais, particularmente nos países industrializados, mas a sua utilização é limitada países em desenvolvimento, como é o caso do nosso contexto, devido ao seu elevado custo e indisponibilidade.

Todos os doentes receberam o tratamento anti-tuberculose prescrito programa nacional anti-tuberculose. O regime padrão de isoniazida, rifampicina, etambutol e pirazinamida durante dois meses, seguido de isoniazida e rifampicina durante quatro meses, foi utilizado em 44 doentes. A evacuação do líquido pleural foi necessária em 35 doentes: por punção de evacuação em 34 casos e por drenagem cirúrgica num caso. A fisioterapia para amolecer a pleura foi utilizada em 94% dos casos.

Dois dos nossos doentes perderam o seguimento e um outro doente foi reencaminhado para o seu serviço de origem após confirmação do diagnóstico. Nos restantes 47 doentes, a cura foi declarada no final do tratamento, com melhoria clínica e radiológica. Dezasseis doentes (32%) ficaram com sequelas radiológicas, como espessamento pleural ou derrame pleural residual. Não se verificou uma associação estatisticamente significativa entre o aparecimento destas sequelas e o tabagismo ou o sexo do doente, nem com a idade inferior ou superior a 60 anos, nem com a presença de lesões parenquimatosas associadas na primeira radiografia de tórax. O impacto funcional destas sequelas não foi estudado.

O tratamento da tuberculose pleural baseia-se na combinação de vários fármacos anti-tuberculose, muitas vezes com duração de até 6 meses. Alguns autores sugerem o uso de corticoterapia sistemática na fase inicial em casos de sinais gerais intensos. O esvaziamento pleural só está indicado nos casos de má tolerância clínica derrame pleural. A fisioterapia pleural deve ser iniciada precocemente para reduzir a incidência de sequelas pleurais.

Com base nestes resultados, podemos tirar as seguintes conclusões:

- Deve suspeitar-se de TB pleural na presença de qualquer derrame pleural linfocítico em indivíduos jovens, particularmente nos países em desenvolvimento.

- A biopsia pleural às cegas é uma técnica económica para o diagnóstico da tuberculose pleural. É amplamente utilizada nos países em desenvolvimento devido ao seu custo e acessibilidade. As complicações são raras e ligeiras. No entanto, a sua utilização está a tornar-se limitada no nosso país porque as pinças de biopsia já não estão disponíveis no mercado. A produção local desta agulha deve, por conseguinte, ser considerada pelas autoridades sanitárias, sobretudo porque se trata de um dispositivo de fabrico simples.
- A ultrassonografia torácica antes da coleta de amostras pleurais deve ser incentivada a

fim de aumentar a relação custo-benefício da coleta e reduzir a incidência de complicações. Os jovens respirologistas em formação devem ser encorajados a aprender a efetuar esta técnica.

- A incidência de sequelas pleurais, como espessamento pleural superior a 10 mm, permanece elevada, estimada em 32% no nosso estudo. O tabagismo, o sexo, a idade inferior ou superior a 60 anos e a presença de lesões parenquimatosas iniciais não influenciaram o aparecimento destas sequelas. No entanto, o efeito da continuação da fisioterapia após a alta hospitalar não foi estudado e deverá ser objeto de estudos de maior dimensão. Para além disso, é necessário estudar o impacto funcional respiratório destas sequelas para poder propor atempadamente programas de reeducação funcional respiratória.

REFERÊNCIAS

1. Organização Mundial de Saúde. Relatório global sobre a tuberculose 2021 [Online]. 2021 [citado 25 de maio de 2022]. Disponível em: https://www.who.int/publications/i/item/9789240037021

2. Ketata W, Rekik WK, Ayadi H, Kammoun S. Extrapulmonary tuberculosis. Rev Pneumol Clin. abril de 2015;71(2-3):83-92.

3. Organização Mundial de Saúde. Notificações de novos casos: dados por país [Online]. 2020 [citado 17 de junho de 2022]. Disponível em: https://worldhealthorg.shinyapps.io/tb_profiles

4. Direção dos Serviços de Saúde de Base. Le guide national de prise en charge de la tuberculose en tunisie-2018 [Online]. 2018 [citado 25 de maio de 2022]. Disponível em: http://www.santetunisie.rns.tn/fr/toutes-les-actualites/807-dssb-le-guide- national-de-prise-en-charge-de-la-tuberculose-%C3%A9dition-2018

5. Zorai R. Manifestações clínicas e radiológicas da tuberculose extra-pulmonar [Tese]. Medicina: Tunis; 2018. 78p.

6. Antonangelo L, Faria C, Sales R. Derrame pleural tuberculoso: diagnóstico e manejo. Expert Rev Respir Med. 2019 Aug;13(8):747-59.

7. Vorster MJ, Allwood BW, Diacon AH, Koegelenberg CF. Tuberculous pleural effusions: advances and controversies (Derrames pleurais tuberculosos: avanços e controvérsias). J Thorac Dis. Jun 2015;7(6):981-91.

8. Greillier L, Peloni JM, Fraticelli A, Astoul P. Methods for investigating the pleura. EMC-Pneumologia. 2005;2(3):127-146

9. Zhai K, Lu Y, Shi HZ. Derrame pleural tuberculoso. J Thorac Dis. Mar 2016;8(7):486-94

10. Bemba EP, Moukassa D, Ouedraogo AR, Okemba Okombi FH, Bopaka RG, Koumeka PP, et al. Desempenho do GeneXpert MTB/RIF no diagnóstico da tuberculose pleural em Brazzaville: estudo preliminar. Health Sci Dis. agosto de 2017;18(3):21-7.

11. Munavvar M, Khan MA, Edwards J, Waqaruddin Z, Mills J. The autoclavable semirigid thoracoscope: the way forward in pleural disease? Eur Respir J. 2007 Mar;29(3):571-4.

12. Udwadia ZF, Sen T. Pleural tuberculosis: an update. Curr Opin Pulm Med. 2010

Jul;16(4):399-406.

13. Ouédraogo M, Ki C, Ouédraogo SM, Zoubga AZ, Badoum G, Zigani A, et al. Aspectos epidemiológicos e clínicos da pleurisia serofibrinosa no Hospital Nacional Yalgado Ouedraogo. Med Afr Noire. Mar 2000;(47):386-89.

14. Koffi N, Aka Danguy E, Kouassi B, Ngom A, Blehou DJ. Etiologias da pleurisia no contexto africano: a experiência do Departamento de Pneumologia de Cocody. Rev Pneumol Clin. Mar 1997;53(4):193-6.

15. Ossalé Abacka KB, Koné A, Akoli Ekoya O, Bopaka RG, Lankoandé Siri H, Horo K, et al. Extrapulmonar versus tuberculose pulmonar: aspectos epidemiológicos, diagnósticos e evolutivos. Rev Pneumol Clin. Abr 2018;(74):452-57.

16. Light RW. Derrame pleural tuberculoso [Online]. 2015 [citado 25 maio 2022]. Disponível em: www.msdmanuals.com/fr/professional/troubles-https:// lung/disorders-m%C3%A9diastinum-and-pleural/fibrosis-and-pleural-calcifications.

17. Ben Ghars K. Aspectos epidemiológicos, clínicos e evolutivos da tuberculose extra-pulmonar: 95 casos [Tese]. Medicina: Tunis; 2007. 116p.

18. Ajmi T, Tarmiz H, Bougmiza I, Gataa R, Knani H, Mtiraoui A. Perfil epidemiológico da tuberculose na região sanitária de Sousse de 1995 a 2005. Revue Tunisienne d'Infectiologie. Jan 2010;4:18-22.

19. Ouardi O, Sajiai H, Serhane H, Ait Batahar S, Amro L. Tuberculous pleurisy. J Func Vent Pulm. maio de 2016;20(7):15-18.

20. Pefura Yone EW, Kuaban C, Simo L. Pleurisia tuberculosa em Yaoundé, Camarões: influência da infeção pelo VIH. Rev Mal Respir. Nov 2011;28(9):1138- 45.

21. Aazri L. Gestão da tuberculose extra-pulmonar: experiência do serviço de pneumologia do hospital militar de Avicenne em Marraquexe [Tese]. Medicina: Marraquexe; 2018. 144p.

22. Shaw JA, Irusen EM, Diacon AH, Koegelenberg CF. Tuberculose pleural: uma revisão clínica concisa. Clin Respir J. maio de 2018;12(5):1779-86.

23. Lian CK, Lim KH, Wong CM. Pleurisia tuberculosa como manifestação de reativação

primária numa área de elevada prevalência de tuberculose. Int J Tuberc Lung Dis. Sep 1999;3(9):816-22.

24. Randriatsarafara FM, Vololonarivelo BE, Rabemananjara NN, Randrianasolo JB, Rakotomanga JD, Randrianarimanana VD. Factores associados à tuberculose em crianças no hospital universitário materno-infantil de Tsaralalàna, antananarivo: um estudo de caso-controlo. Pan Afr Med J. Oct 2014;19:224.

25. Poinsignon Y, Marjanovic Z, Bordon P , Georges C, Farge D. Réémergence de la tuberculose et précarité socioéconomique. Rev Med Interne. Sep 1998;19(9):649- 57.

26. Emmanuelli X, Grosset J. Tuberculose et pauvreté. Rev Mal Respir. Mar 2008;20(2):169-71.

27. Lacut JY, Dupon M, Paty MC. Extrapulmonary tuberculosis: review and possibilities for reducing delays in therapeutic intervention. Med Mal Infect. Mar 1995;25(3):304-20.

28. Tsevi MY, Lawson Ananissoh LM, Sabi K, Kadou Kaza BN. Tuberculose em doentes em hemodiálise crónica no Togo: 10 relatos de casos. Nephrol Ther. Fev. 2017;13(1):14-7.

29. Chakroun M, Razik F, Karkouri M, Fall Malick Z, Benothman H, George Hermez J. A epidemia de VIH no Grande Magrebe: magnitude, tendência e gestão. Tunis Med. 2018;96(10):599-605.

30. El Amrani M, Asserraji M, Bahadi A, El Kabbaj D, Benyahia M. Tuberculose em hemodiálise. Med Sante Trop. 2016 Aug;26(3):262-6.

31. Cherif J, Mjid M, Ladhar A, Toujani S, Mokadem S, Louzir B, et al. Atraso no diagnóstico da tuberculose pulmonar e pleural. Rev Pneumol Clin. Ago 2014;70(4):189-94.

32. Odusanya OO, Babafemi JO. Patterns of delays amongst pulmonary tuberculosis patients in Lagos, Nigeria (Padrões de atrasos entre pacientes com tuberculose pulmonar em Lagos, Nigéria). BMC Public Health. 2004 maio;4:18.

33. Pronyk RM , Makhubele MB, Hargreaves JR, Tollman SM, Hausler HP. Assessing health seeking behaviour among tuberculosis patients in rural South Africa. Int J Tuberc Lung Dis. 2001 Jul;5(7):619-27.

34. Leung EC, Leung CC, Tam CM. Delayed presentation and treatment of newly

diagnosed pulmonary tuberculosis patients in Hong . Hong Kong Med J. 2007 Jun;13(3):221-7.

35. Lo Cascio CM, Kaul V, Dhooria S, Agrawal A, Chaddha U. Diagnóstico de derrames pleurais tuberculosos: uma revisão. Respir Med. 2021 Nov;188:106607.

36. Shaw JA, Diacon AH, Koegelenberg CN. Derrame pleural tuberculoso. Respirologia. 2019 Oct;24(10):962-71.

37. Du Rand I, Maskell N. Introdução e métodos: diretrizes da sociedade torácica britânica sobre doenças pleurais 2010. Thorax. 2010 Aug;65 Suppl 2:1-3.

38. Ko JM, Park HJ, Kim CH. Alterações pulmonares na tuberculose pleural. Chest. Jan 2014;146(6):1604-11.

39. Kim HJ, Lee HJ, Kwon SY, Yoon HI, Chung HS, Lee CT, et al. Prevalência de tuberculose do parênquima pulmonar em doentes com pleurite tuberculosa. Chest. 2006 May;129(5):1253-8.

40. Mollo B, Jouveshomme S, Philippart F, Pilmis B. Biomarcadores para o diagnóstico da pleurisia tuberculosa. Ann Biol Clin. Fev 2017;75(1):19-27.

41. Epstein DM, Kline LR, Albelda SM, Miller WT. Derrames pleurais tuberculosos. Chest. 1987 Jan;91(1):106-9.

42. Heyderman RS, Makunike R, Muza T, Odwee M, Kadzirange G, Manyemba J, et al. Pleural tuberculosis in Harare, Zimbabwe: the relationship between human immunodeficiency virus, CD4 lymphocyte count, granuloma formation and disseminated disease. Trop Med Int Health. 1998 Jan;3(1):14-20.

43. Scheicher ME, Terra Filho J, Vianna EO. Indução de escarro: revisão da literatura e proposta de um protocolo. São Paulo Med J. 2003 Sep;121(5):213-9.

44. Conde MB, Loivos AC, Rezende VM, Soares SL, Mello FC, Reingold AL, et al. Rendimento da indução do escarro no diagnóstico da tuberculose pleural. Am J Respir Crit Care Med. 2003 Mar;167(5):723-5.

45. Grupo de Trabalho do Conselho Superior de Higiene Pública, França. Prevenir a

transmissão da tuberculose nos estabelecimentos de saúde. Med Mal Infect. agosto de 2004;34(8):404-10.

46. Berger HW, Mejia E. Pleurisia tuberculosa. Chest. 1973 Jan;63(1):88-92.

47. Groote Bidlingmaier FV, Koegelenberg CF, Bolliger CT, Khi Chung P, Rautenbach C, Wasserman E, et al. O rendimento de diferentes volumes de líquido pleural para cultura de mycobacterium tuberculosis. Thorax. 2013 Mar;68(3):290-1.

48. Bernaudin JF, scherpereel A, Rekik WK, Hussenet C. Análise do líquido pleural: referência de primeira linha. Rev Malad Respir Atual. Jan 2013;(5):168-71.

49. Babalik A, Kiziltas S, Oruc K, Cetintas G, Altunbey S, Haluk C, et al. O perfil dos doentes com tuberculose pleural na Turquia. Med Sci. 2013 May;2(1):374-85.

50. Sharma SK, Mohan A. Extrapulmonary tuberculosis. Indian J Med Res. 2004 Oct;120(4):316-53.

51. Berger HW, Mejra E. Pleurisia tuberculosa. Chest. 1973 Jan;63(1):88-92.

52. Maartens G, Bateman ED. Tuberculous pleural effusions increased yield with besides inoculation of pleural fluid and poor diagnostic value of adenosine deaminase. Thorax. 1991 Feb;46(2):96-9.

53. Toloba Y, Diallo S, Sissoko BF, Kamaté B, Ouattara K, Somaré D, et al. Biópsia pleural no diagnóstico etiológico da pleurisia. Rev Mal Respir. Sep 2011;28(7):881-4.

54. Kirsch CM, Jensen WA, Kagawa FT, Wehner JH, Kroe DM, Azzi RL. O número ótimo de amostras de biopsia pleural para o diagnóstico de pleurisia tuberculosa. Chest. 1997 Sep;112(3):702-6.

55. Baslam S. A contribuição da toracoscopia diagnóstico da pleurisia [Tese]. Medicina: Rabat; 2016. 162p.

56. Ngom A, Koffi N, Aka Danguy E, Kouakou KJ, Sanou R, Diallo M, et al. Contribuição da biopsia pleural para o diagnóstico da pleurisia tuberculosa e estudo prospetivo de 89 casos no Hospital Universitário de Abidjan. Med Afr Noire. Nov 1997;44(2):81-3.

57. Duysinx B, Heinen V, Corhay JL, Vaillant F, Gomez A, Louis R. Toracoscopia médica na

prática da pneumologia: experiência do CHU de liége. Rev Mal Respir. Jun 2019;36(6):688-96.

58. Mehta PK, Raj A, Singh N, Khuller GK. Diagnóstico da tuberculose extrapulmonar por PCR. FEMS Immunol Med Microbiol. 2012 Oct;66(1):20-36.

59. Pai M, Flores LL, Hubbard A, Riley LW, Colford JM. Nucleic acid amplification tests in the diagnosis of tuberculous pleuritis: a systematic review and meta-analysis. BMC Infect Dis. 2004 Feb;4:6.

60. Organização Mundial de Saúde. Diretrizes Unificadas da OMS sobre a Tuberculose. Módulo 2: rastreio. Rastreio de rotina da tuberculose [Em linha]. 2022 [citado 25 de maio de 2022]; [72 páginas]. Disponível em: https://apps.who.int/iris/bitstream/handle/10665/353406/9789240047969-fre.pdf

61. Le Paluda P, Herrman JL, Bergota E. de deteção do interferão gama (IGRA). Rev Mal Respir. Out 2018;35(8):862-5.

62. Smach MA, Garouch A, Charfeddine B, Abdelaziz AB, Dridi H, Krayem B, et al. Valor diagnóstico da atividade da adenosina deaminase pleural e sérica na pleurisia tuberculosa. Ann Biol Clin. maio de 2006;64(3):265-70.

63. Junyun H, Zhang R, Yongchun S, Chun W, Zeng N, Jiangyue Q, et al. Precisão diagnóstica da interleucina-22 e da adenosina deaminase para derrames pleurais tuberculosos. Curr Res Transl Med. 2018 Nov;66(4):103-6.

64. Gopi A, Madhavan SM, Sharma SK, Sahn SA. Diagnóstico e tratamento do derrame pleural tuberculoso em 2006. Chest. 2007 Mar;131(3):880-9

65. Garcia Pachon E, Soler M, Padilla Navas I, Romero V, Shum C. Proteína C-reactiva em derrames pleurais linfocíticos: um auxiliar de diagnóstico na pleurite tuberculosa. Respiration. 2005 Sep;72(5):486-9.

66. Xirouchaki N, Tzanakis N, Bouros D, Kyriakou D, Karkavitsas N, Alexandrakis M, et al. Diagnostic value of interleukin-1alpha, interleukin-6, and tumor necrosis fator in pleural effusions. Chest. 2002 Mar;121(3):815-20.

67. Doosoo J. Pleurisia tuberculosa: uma atualização. Tuberc Respir Dis. 2014

Apr;76(4):153-9.

68. Organização Mundial de Saúde. Diretrizes para o tratamento e gestão da tuberculose sensível aos medicamentos [Online]. 2017 [citado 25 de maio de 2022]; [80 páginas]. Disponível em: https://apps.who.int/iris/bitstream/handle/10665/258933/9789242550009-fre.pdf

69. Canete C, Galarza M , Granados U, Farrero E, Estopa R, Manrèse F. Tuberculous pleural effusion: experiencewith six months of treatment with isoniazid and rifampicin. Thorax. 1994 Nov;49(11):1160-1.

70. Dutt AK, Moers D, Stead WW. Derrame pleural tuberculoso: terapia de 6 meses com isoniazida e rifampicina. Am Rev Respir Dis. 1992 Jun;145(6):1429-32.

71. Wyser C, Walzl G, Smédema JP, Swart F, Schalkwyk EV, Van De Wal BW. Corticosteróides no tratamento da pleurisia tuberculosa: um estudo aleatório, em dupla ocultação, controlado por placebo. Chest. 1996 Aug;110(2):333-8.

72. Galarza I, Cañete C, Granados A, Estopà R, Manresa F. Randomised trial of corticosteroids in the treatment of tuberculous pleurisy. Thorax. Dez 1995;50(12):1305-7.

73. Lee CH, Wang WJ, Lan RS, Tsai YH, Chiang YC. Corticosteróides no tratamento da pleurisia tuberculosa. Um estudo aleatório, em dupla ocultação, controlado por placebo. Chest. 1988 Dec;94(6):1256-9.

74. Engel ME, Matchaba PT, Volmink J. Corticosteróides para pleurisia tuberculosa. Cochrane Database Syst Rev. 2007 Oct;(4):CD001876.

75. Bhuniya S, Arunabha DC, Choudhury S, Saha I, Roy TS, Saha M. Papel da toracocentese terapêutica no derrame pleural tuberculoso. Ann Thorac Med. 2012 Oct;7(4):215- 9.

76. Casos Viedma E, Lorenzo Dus MJ, Gonzalez Molina A, Sanchis Aldas JL. Estudo de derrames pleurais tuberculosos loculados tratados com uroquinase intrapleural. Respir Med. 2006 Nov;100(11):2037-42.

77. Kwak SM, Park CS, Cho JH, Ryu JS, Kim SK, Chang J, et al. Os efeitos da terapia de instilação de uroquinase através de cateter transtorácico percutâneo no derrame pleural tuberculoso localizado: um estudo prospetivo aleatório. Yonsei Med J. 2004 Oct;45(5):822-8.

78. Souhi H, El Ouazzani H, Janah H, Rhorfi I, Abid A. Pio-pneumotórax tuberculoso: em cerca de 18 casos. Pan Afr Med J. maio de 2016;24:26.

79. Horo K, Gom A, Ahui B, Brougode C, Anon JC, Diaw A, et al. Infecções pleurais não tuberculosas versus infecções pleurais tuberculosas. Rev Mal Respir. 2012 Mar;29(3):404-11.

80. Charafi Z. Cirurgia do piotórax [Tese]. Medicina: Marraquexe; 2017. 138p.

81. Han DH, Song JW, Chung HS, Lee JH. Resolução da doença pleural residual de acordo com o curso do tempo na pleurisia tuberculosa durante e após o término da medicação antituberculose. Chest. 2005 Nov;128(5):3240-5.

82. Balkissou AD, Perfura Yone EW, Netong Gamgne M, Endale Mangamba LM, Onana Ngono I, Poka Mayab V et al. Opacidade pleural residual no final do tratamento da tuberculose pleural em Yaoundé. Rev Pneumol Clin. abril de 2016;72(2):115-21.

83. Kilani T, Boudaya MS, Zribi H, Ouerghi S, Marghli A, Mestiri T, et al. Cirurgia para tuberculose torácica. Rev Pneumol Clin. abril de 2015;71(2-3):140-58.

84. Bernard A, Migueres M, Jaillard S, Gibelin A. Decorticação: técnicas, indicações, resultados. Rev Malad Respir Atual. Jan 2013;(5):127-30.

85. Hiraoka K, Nagata N, Kawajiri T, Suzuki K, Kurokawa S, Kido M, et al. Resposta pleural paradoxal à quimioterapia antituberculosa e lúpus induzido por isoniazida. Revisão e relato de dois casos. Respiration. 1998 Sep;65(2):152-5.

86. Candela A, Andujar J, Hernández L, Martín C, Barroso E, Arriero JM. Sequelas funcionais da pleurisia tuberculosa em pacientes corretamente tratados. Chest. 2003 Jun;123(6):1996-2000.

87. Wong PC. Gestão da pleurisia tuberculosa: podemos fazer melhor? Respirologia. Fev 2005;10(2)144-8.

88. Seiscento M, Vargas FS, Bombarda S, Sales RK, Terra RM, Uezumi K, et al. Envolvimento pulmonar na tuberculose pleural: com que frequência significa atividade da doença? Respir Med. 2011 Jul;105(7):1079-83.

APÊNDICES

Ficha de dados sobre a tuberculose pleural

I. Identidade :

-Nome completo:........

-Idade :....

-Género : Masculino..... Feminino......

-Residência : * residente na Tunísia .... *Não residente na Tunísia......

*residente em cap bon.... (Delegação :..................)

*fora de cape bon.....

-Ambiente de vida : rural ..... urbano ......

-profissão : operário .... profissão liberal .... Funcionário público ...... Reformado ..... sem profissão ..... não especificado ......

-Inscrição : não está na escola ..... ensino primário .... nível secundário..... ensino superior ...... não especificado .....

-Nível socioeconómico : bom ..... médio .... Pobre ..... não especificado .....

-Prisão : sim ..... Não .....

II. Antecedentes:

1. Empregados

-Vacinação BCG: sim .... Não .... Não especificado ....

-História da tuberculose: ....

* Tuberculose pulmonar .....

* Extra pulmonar .....

Em caso afirmativo, localização: ....

*Sem infeção recente por tuberculose (menos de 2 anos) ......

-Tomar medicamentos : imunossupressores ..... terapia com corticosteróides ......

Quimioterapia para o cancro ......

-Outras doenças associadas: Diabetes : ......

Insuficiência renal crónica: .....

Neoplasia associada: .....

Hepatite B/C: .... Outros: ....

2. Hábitos tóxicos :

-Tabaco: sim .... Não .... Não especificado .....

-Tipo de tabaco: cigarro ......

narguilé para uso pessoal ..... Narguilé para uso público .....

-Álcool: sim ..... Não ..... Não especificado .....

-drogadição ....

Outros: ....

3. Família :

* Tuberculose pulmonar .... *Tuberculose extra-pulmonar ...

*Outros:.....

III. Diagnóstico da tuberculose pleural

1) Motivo da consulta:.....

2) Prazo da consulta: ......

3) sinais clínicos :

Sem sinais: ...... Descoberto por acaso durante um check-up

4. Controlo biológico :

CBC: Hb:..... GB : .... Lym : ..... Plq : ....

VS: ... PCR: ... Ureia : .... Creat : ....

Transaminases: ASAT: ... ALAT: ... Perturbações dos electrólitos: ....

5. Teste tuberculínico :

-positivo ☐ diâmetro do endurecimento ....

-negativo ☐

-não efectuado ☐

-resultado não especificado ☐

6. Exame radiológico :

Rx tórax :	Aspectos radiológicos :
localização do derrame pleural :	
-Direita ☐	-pleurisia livre ☐
-Esquerda ☐	-pleurisia compartimentada ☐
-Bilateral ☐	-hidro PNO ☐
Abundância de derrame pleural :	-lesões parenquimatosas
-baixa atenuação de CDS	associadas à tuberculose ☐
-média <1/3 PC	
>1/3 CP grande	

Ultrassom trans-torácico	Aspectos ultra-sonográficos :
-Made ☐	-pleurisia livre ☐
-Não efectuado ☐	-pleurisia compartimentada ☐
	-espessamento pleural ☐

Tomografia computorizada do tórax	Aspectos da TC :
-Feito: ...	-vedação de fluidos ☐
-Não efectuado: ...	-junta mista ☐
	-ligação livre ☐
	-junta fraccionada ☐
	- ADP mediastinal associado ☐
	Calcificado sim não
	- lesão parenquimatosa associada ao TBC ☐

5. Meios de confirmação do diagnóstico :

5-1 punção pleural

* Aspeto macroscópico:...

* Bioquímica: exsudado:... transudado :....

* Citologia: Leucócitos:... PNN :.... Lc:...

*ADA: ...

Exame direto:.... Cultura:.....

5-2 Biópsia pleural: * Necrose caseosa: ....

* Granuloma tuberculoso: .... * Necrose e granuloma:.....

6. Atraso no diagnóstico:...

Ano de diagnóstico ...... Mês do diagnóstico......

IV. Tratamento da tuberculose pleural :

1. tratamento medicamentoso :

1-1 Avaliação pré-terapêutica :

Exame oftalmológico :	Testes de função hepática :	Ácido úrico :	Serologia do VIH :
Facto .....não facto	Facto .....não facto	Facto .....não facto	Feito ...
Normal:sim .....non.....	Normal:sim .....non.....	Normal:sim .....non.....	não efectuado ....
Tipo falha.....	Tipo falha.....	Tipo falha.....	Positivo....
			Negativo ....

1-2 tratamento anti-bacilar

Duração do tratamento:	
Tratamento de 2 meses:	Conformidade: boa ☐
1)combinado(HRZE) ☐	Mau Não especificado ☐
2) dissociado ☐	Razões para o incumprimento : ☐
	-má relação com profissional de saúde :
	-O doente já não se sente doente: ☐ ☐
Dose de tratamento: 1)2cp	-estigmatização (medo ou recusa ser visto como um "inimigo")
2)3cp 3)4cp 4)5cp	tuberculose) : ☐
5)tratamento dissociado	-alcoolismo ou toxicodependência :
	- outras negligências : ☐

Controlo dos efeitos secundários :	Tipos de efeitos secundários :
-audiograma : ☐	-Citólise hepática: 5-10N :
controlo do fígado : ☐	>10N :
Controlo renal : ☐	-colestase hepática :
ácido -úrico : ☐	-Rash cutâneo moderado (prurido):
-exame oftalmológico : ☐	-náuseas, vómitos:
acetilação : ☐	-Artralgias :
	-neuropatias periféricas :
1) lento ☐	-coloração vermelho-alaranjada das
2) rápido ☐	lágrimas e da urina:
3) não efectuado ☐	-Toxicidade auditiva :
4) não especificado ☐	-Toxicidade vestibular :

Presença de efeitos secundários: sim
sobre

Tempo início dos efeitos secundários: ......

-nefrotoxicidade :

-neurite ótica :

-outros: ......

1-3 tratamento sintomático :

Nutrição rica em proteínas: ....

-Correção dos distúrbios electrolíticos: ....

-oxigenoterapia: ....

-Ventilação mecânica: ....

2. Tratamento não medicamentoso :

-fisioterapia pleural ....
-evacuação de perfurações ....
-Decorticação pleural .....

3. medidas associadas:

Declaração: .....

Investigação na comitiva :.....

Paragem de trabalho: ....

Assistência financeira: ....

V. Evolução :

- Cura
- Aumento de peso
- Melhoria estado geral (melhoria da astenia e da anorexia)
- Insucesso do tratamento: sim / não

Radiografia torácica de controlo: 1 mês ....2 meses .... 3meses....4meses .... 5meses..... 6 meses ....

Controlo BK: 1 mês ....2meses .... 3meses....4meses .... 5meses..... 6meses ....

Radiografia de tórax no final do tratamento :

*normal ....

*Sequelle: ...

derrame pleural de menor ou igual dimensão: ...

*Espessamento pleural: ....

*outros

TUBERCULOSE PLEURAL: ASPECTOS EPIDEMIOLÓGICOS, CLÍNICOS E EVOLUTIVOS

Resumo

Introdução:

A tuberculose pleural é uma das formas mais comuns de tuberculose extrapulmonar. A sua incidência tem vindo a aumentar de forma constante nos últimos anos. No entanto, esta forma de tuberculose é pouco estudada na literatura.

O objetivo do nosso estudo foi estudar o perfil epidemiológico, clínico e evolutivo da tuberculose pleural na região de Capão e suas modalidades de tratamento.

Método:

Realizámos um estudo descritivo retrospetivo de 50 registos de doentes com tuberculose pleural que foram diagnosticados e acompanhados no serviço de pneumologia do Hospital Mohamed Taher Maamouri durante um período de 4 anos, de janeiro de 2015 a dezembro de 2019.

Resultados:

A idade média da nossa população era de 40,4 anos. Os sinais de recurso foram dominados por sintomas respiratórios (dor torácica em 80% dos casos; tosse em 68% dos casos). A radiografia do tórax objectivou opacidade pleural em todos os casos; no lado direito em 58% dos casos. O diagnóstico de tuberculose pleural foi feito pela identificação do bacilo Acid fast no exame direto do líquido pleural de um único doente.

Nos restantes 49 casos, o diagnóstico foi confirmado por uma biópsia pleural: agulha cega em 46 casos e toracoscopia cirúrgica em 3 casos.

O tratamento da tuberculose, de acordo com as diretrizes do Programa Nacional de Controlo da Tuberculose, foi iniciado em todos os casos, em combinação com o relaxamento pleural. fisioterapia em 47 casos e esvaziamento da pleura em 35 doentes.

Três doentes perderam a visão. Em todos os outros casos, a cicatrização foi conseguida. Foram registadas sequelas radiológicas em 16 doentes.

Conclusão:

A tuberculose pleural deve ser considerada antes de qualquer derrame linfocítico no jovem, especialmente nos países em desenvolvimento.

A sua clínica não é muito específica.

O diagnóstico é frequentemente histológico, tendo em conta a natureza paucibacilar do derrame pleural.

complicações. A evolução é geralmente favorável sob tratamento bem conduzido Palavras-chave: Pleural tuberculosis, Epidemiology, Therapy, Evolution.

TUBERCULOSE PLEURAL: ASPECTOS EPIDEMIOLÓGICOS, CLÍNICOS E EVOLUTIVOS

Resumo

Introdução :

A tuberculose pleural é uma das tuberculoses extra-pulmonares mais comuns. A sua incidência tem vindo a aumentar de forma constante nos últimos anos. No entanto, esta forma de tuberculose tem recebido pouca atenção na literatura. O objetivo do nosso estudo foi examinar o perfil epidemiológico, clínico e evolutivo da tuberculose pleural na região de Cap Bon, bem como as suas modalidades de tratamento.

Métodos :

Realizámos um estudo descritivo retrospetivo de 50 doentes com tuberculose pleural que foram diagnosticados e seguidos no Serviço de Pneumologia do Centro Hospitalar Universitário Mohamed Taher Maamouri Nabeul durante um período de 4 anos, de janeiro de 2015 a dezembro de 2019.

Resultados :

A idade média da nossa população era de 40,4 anos. Os sinais de apresentação foram dominados por sintomas respiratórios (dor torácica em 80% dos casos; tosse em 68% dos casos). A radiografia do tórax revelou uma opacidade pleural em todos os casos; à direita em 58% dos casos. O diagnóstico de tuberculose pleural foi feito quando foram detectados bacilos álcool-ácido resistentes no exame direto da LP em apenas um doente. Nos restantes 49 casos, o diagnóstico foi confirmado por biopsia pleural: biopsia cega por agulha em 46 casos e toracoscopia cirúrgica em 3 casos. Foi instituído tratamento anti-tuberculoso de acordo com as diretrizes do programa nacional anti-tuberculose em todos os casos, combinado com fisioterapia de relaxamento pleural em 47 casos e esvaziamento pleural em 35 doentes. Dois dos nossos doentes perderam o seguimento. Um outro doente foi reencaminhado para o seu serviço de origem após confirmação do diagnóstico. Em todos os outros casos, a recuperação foi conseguida. Foram registadas sequelas radiológicas em 16 doentes.

Conclusão:

A tuberculose pleural deve ser suspeitada na presença de qualquer derrame linfocítico em jovens, particularmente nos países em desenvolvimento. As suas caraterísticas clínicas não

são muito específicas. O diagnóstico é frequentemente histológico, dada a natureza paucibacilar do derrame pleural. A biopsia pleural às cegas é uma técnica económica para estabelecer o diagnóstico, com complicações raras e pouco graves. A evolução é geralmente favorável sob tratamento bem gerido.
Palavra-chave : Tuberculose pleural, Epidemiologia, Tratamento, Evolução

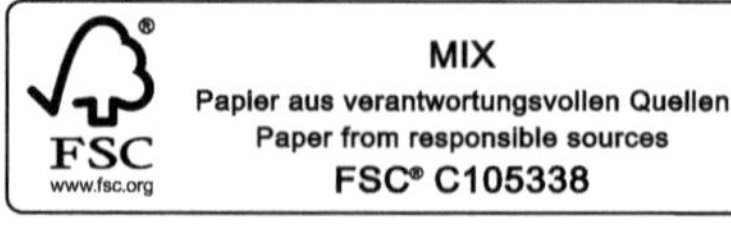

Printed by Books on Demand GmbH, Norderstedt / Germany